# essentials

Rita M. Brehm

# Die Lese- und Rechtschreibstörung wirksam bekämpfen

## Effiziente Lernmethoden für Eltern, Lehrer und Interessierte

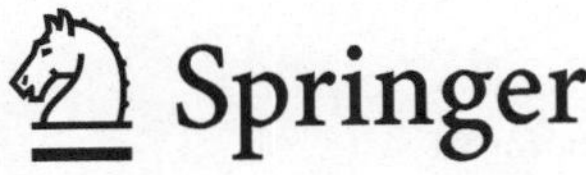

Rita M. Brehm
Offenbach
Deutschland

ISSN 2197-6708                    ISSN 2197-6716 (electronic)
essentials
ISBN 978-3-658-14708-2         ISBN 978-3-658-14709-9 (eBook)
DOI 10.1007/978-3-658-14709-9

Die Deutsche Nationalbibliothek verzeichnet diese Publikation in der Deutschen Nationalbibliografie; detaillierte bibliografische Daten sind im Internet über http://dnb.d-nb.de abrufbar.

Springer


Gedruckt auf säurefreiem und chlorfrei gebleichtem Papier

Springer ist Teil von Springer Nature
Die eingetragene Gesellschaft ist Springer Fachmedien Wiesbaden GmbH

# Was Sie in diesem *essential* finden können

- Einsichten in wichtige wissenschaftlichen Erkenntnisse über phonetisch-phonologische Aspekte der gesprochenen Sprache und ihre Auswirkungen auf die Schriftsprache
- Informationen über die Wirkmechanismen unterschiedlicher Sprechweisen als methodische Verstärker für ein besseres Schreiben und Lesen
- Methodische Vorschläge zur Ergänzung der Anbahnung des Lesens und Schreibens in der der Grundschule
- Impulse zur Optimierung von Abschreibübungen und Übungsdiktaten
- Das nachhaltige Lese-Konzept „Einmal ist keinmal!"

# Vorwort

Als ich mich entschloss, ein Buch über ungewöhnliche Therapiefälle von Schülern mit Lese- und Rechtschreibstörungen zu schreiben, geschah dies auch im Bewusstsein, dass vor allem den Lernschwächsten in unserem Schulsystem nach wie vor kaum geholfen werden kann. Ich berichte darin unter anderem über Jungen und Mädchen, denen es trotz guter Intelligenz oder sogar mit Hochbegabung nicht möglich gewesen ist, mit herkömmlichen Schulmethoden lesen und schreiben zu lernen. Einzelne Schüler laufen in unserer Gesellschaft nach wie vor Gefahr, zu funktionalen Analphabeten zu werden; inzwischen zählen wir 7,5 Mio. in Deutschland.

Helfen konnte ich den Betroffenen weniger aufgrund meiner Ausbildung als Deutschlehrerin, sondern aufgrund meiner Ausbildung und langjährigen Berufserfahrung als Sprachtherapeutin. Dabei habe ich die Erfahrung gemacht, dass es sinnvoll und erfolgsversprechend ist, bestimmte sprachtherapeutische Methoden in Kombination mit schulischen Lernmethoden für die Anbahnung und Festigung des Lesens und Schreibens anzuwenden. Wissenschaftliche Grundlagen bilden neben den theoretischen Modellen über den Erwerb der Schriftsprache auch Erkenntnisse, die wir über die Sprach- und Lautentwicklung junger Kinder gewonnen haben.

Eine der bekanntesten Theorien über die frühe Sprachentwicklung und das Lernen per se ist die Lauterwerbstheorie eines Pioneers der linguistischen Forschung, des Harvard-Professors Roman Jakobson. Obwohl es dabei um die Lautentwicklung von Babys geht, können wir aus dieser Theorie meines Erachtens weitaus mehr Erkenntnisse über methodisch-didaktische Maßnahmen beim Lesen- und Schreibenlernen ableiten, als wir bisher angenommen haben. Die Sprachtherapie weltweit vorangebracht hatte auch Charles Van Riper mit seinen Büchern. Er gilt als Begründer einer wissenschaftlich fundierten amerikanischen

Logopädie. Seine Überlegungen über eine unterschiedliche Fremd- und Eigenwahrnehmung von gesprochener Sprache helfen, auch phonetische und phonologische Probleme von Schülern mit Lese- und Rechtschreibstörungen besser zu verstehen. Seine phonetisch orientierte Therapiemethode dient in erster Linie der Stabilisierung von Sprech- und Sprachstörungen. Verschiedene Ansätze erweisen sich als ebenso effizient für die Anbahnung und Festigung der Schriftsprache.

Allen Lesern, die über eine umfassende Förderung und Therapie von Schülern mit starken Lese-Rechtschreib-Schwierigkeiten auf Grundlage dieser wissenschaftlichen Erkenntnisse mehr erfahren möchten, empfehle ich mein Ursprungswerk: „Handicap: Lesen und Schreiben? Geben Sie niemals auf! Die Chancen phonetisch-phonologischer Strategien" (Springer 2014). Als gut verständliches Sachbuch konzipiert, ist es inzwischen in verschiedene Universitätsbibliotheken aufgenommen worden. Auch das renommierte Deutsche Institut für Internationale Pädagogische Forschung in Frankfurt hat es für seine Bücherei erworben.

Das vorliegende *essential* basiert auf dieser Publikation. Es stellt eine komprimierte Zusammenfassung derjenigen Methoden und Hilfestellungen dar, die mir während meiner beruflichen Tätigkeit für die Festigung des Lesens und Schreibens bei Schülern mit phonologischen Defiziten als bedeutungsvoll erschienen sind. Dabei kann es nicht um eine umfassende Darstellung sämtlicher praktizierter Methoden gehen, sondern um eine Auswahl effizienter Methoden und die Erörterung ihrer Wirkmechanismen. Neue methodische Hilfen wie beispielsweise das „Handlautieren" oder Möglichkeiten zur Optimierung bereits bekannter Methoden werden erörtert: Auf welche Weise kann das eigene Sprechen zur Verbesserung des Lesens und Schreibens beitragen? Wie ist es möglich, die Lautabfolgen in Silben- und Wortstrukturen genauer zu erfassen? Wie können wir Leseübungen optimieren? Auf welche Weise ist das Abschreiben oder Diktieren von Wörtern oder Texten sinnvoll und wann bleibt es ohne Lernzuwächse? Diese und andere für Eltern, Förderlehrer und Therapeuten wichtige methodische Fragestellungen werden ausführlich erörtert.

Offenbach, Deutschland                                                        Rita M. Brehm

# Inhaltsverzeichnis

# Einleitung 1

Die Effizienz von Lehr- oder Lernmethoden bemisst sich nach ihrer Wirkung auf den Lernerfolg der Schüler. Über die richtige Methode bei der Vermittlung des Lesens und Schreibens streiten die Experten seit langem, weil nach wie vor bestimmte Schüler mit dem Schriftspracherwerb in den Grundschulen Schwierigkeiten haben. Eine Einigung von Wissenschaftlern, Schul- und Bildungsexperten ist in unserem föderalen Bildungssystem längst nicht in Sicht.

Inzwischen können die Grundschullehrer selbst entscheiden, welchen Methoden sie den Vorzug geben, aber das macht den Sachverhalt nicht einfacher. Darüber hinaus werben Schulbuchverlage zu jedem Schuljahresbeginn mit neuen Büchern und Arbeitsheften; ebenso vielfältig und zahlreich sind die Fördermaterialien für das Lesen und Schreiben, die Lehrern und Eltern mittlerweile angeboten werden.

Doch nach welchen Kriterien sollte man das Material auswählen und für welche Methoden sollten sich Pädagogen oder Eltern entscheiden? Bei allen Schülern, denen der Erwerb der Schriftsprache keine Mühe macht, dürfte die Methoden- und Materialauswahl keine Probleme bereiten. Aber Lehrer stehen keinen homogenen Klassen gegenüber, sondern erleben Kinder mit unterschiedlichen kognitiven Fähigkeiten, Begabungen und Lernschwierigkeiten. Diesen Herausforderungen müssen sich Pädagogen in einem Schulsystem stellen, das sich die Inklusion zur einer ihrer Hauptaufgaben gemacht hat.

Wir können diese Aufgaben nur lösen, indem wir zwar alle Schüler gemeinsam, aber dennoch auf eine differenzierte Weise unterrichten. Das gelingt nur mit dafür ausgebildeten Lehrern, die sowohl über pädagogisch-psychologische als auch über didaktisch-methodische Fähigkeiten verfügen. Dabei müssen sie die Wirkungsweisen unterschiedlicher Methoden kennen, um sie sinnvoll und variabel einsetzen zu können. Das Gleiche gilt für Eltern, Förderlehrer und Therapeuten, die Kindern mit Lese- und Rechtschreibstörungen auch außerhalb der Schule auf effiziente Weise helfen wollen.

© Springer Fachmedien Wiesbaden 2017
R.M. Brehm, *Die Lese- und Rechtschreibstörung wirksam bekämpfen*, essentials,
DOI 10.1007/978-3-658-14709-9_1

## 2.1 Wichtige Erkenntnisse der Legasthenieforschung

Die Legasthenieforschung blickt mittlerweile auf eine hundertjährige Geschichte zurück mit sehr unterschiedlichen, zuweilen widersprüchlichen Forschungsergebnissen und heftig geführten Diskursen. Besonders in Deutschland und England wurde in den siebziger Jahren beginnend Kritik geübt. Glücklicherweise konnten die Auseinandersetzungen der Forschung nicht schaden; sie haben sie meines Erachtens eher vorangebracht. Vor allem die Weiterentwicklung bildgebender Verfahren in der Medizin hat grundlegende Erkenntnisse deutlich werden lassen. Die daran Forschenden sind sich inzwischen darüber einig, dass neurobiologische Prozesse die Hauptursachen für eine Legasthenie darstellen und eine Unteraktivierung vornehmlich der linken Hirnhälfte zur Folge haben. Darüber hinaus weiß man, dass genetische Faktoren von Bedeutung sind, die „bereits in der frühen Hirnentwicklung eine wichtige Rolle für die neuronale Ausreifung des Gehirns haben" (Schulte-Körne 2011, S. 81).

Dennoch ist spätestens seit dem PISA-Debakel 2000 klar geworden, dass längst nicht alle Schüler mit unterschiedlichen Lese- und Rechtschreibschwierigkeiten an einer Lese-Rechtschreib-Störung im Sinne einer Legasthenie leiden. Inzwischen zählen wir 5 bis 8 % der Schüler. Ihre ausgewiesenen Defizite sind zwar ähnlich, aber keineswegs identisch. Wir kennen Schüler mit ausschließlichen Lesestörungen; andere haben nur Rechtschreibprobleme, ohne zwangsläufig beim Lesen beeinträchtigt zu sein. Dem größten Teil der betroffenen Schüler macht allerdings sowohl das Lesen als auch das Schreiben gleichermaßen Schwierigkeiten. Doch auch dabei ergeben sich graduelle Unterschiede von „nur schwach bis sehr stark betroffen". Bei weniger stark betroffenen Schülern sprechen wir in der Regel nicht von Rechtschreibstörungen, sondern von „Lese- und

© Springer Fachmedien Wiesbaden 2017
R.M. Brehm, *Die Lese- und Rechtschreibstörung wirksam bekämpfen*, essentials,
DOI 10.1007/978-3-658-14709-9_2

Rechtschreibschwächen". Allerdings sind die Unterschiede nur schwerlich an den oftmals fast identischen Rechtschreibfehlern zu erkennen.

Früher gingen Wissenschaftler von „legasthenietypischen" Schreibfehlern aus, inzwischen werden sie infrage gestellt. Nötig ist daher eine umfassende diagnostische Abklärung, die nicht nur Intelligenz und Fehlerquantität gegeneinander abwägt, sondern auch die Fehlerqualität und die frühkindliche Entwicklung besonders die der Sprache, Motorik, Wahrnehmung, aber auch genetische und psychosoziale Aspekte mit berücksichtigt.

War man in der Vergangenheit bei der Ursachenforschung von ausschließlich visuellen Defiziten bei der Sprachwahrnehmung und -verarbeitung ausgegangen, billigen wir diese heute nur noch ungefähr 10 % der betroffenen Schüler zu. 2015 konnte bei einer Untersuchung in Deutschland nachgewiesen werden, dass bei Schülern mit bloßen Lesestörungen zwar visuelle, aber keine phonologischen Zusammenhänge eine Rolle spielten. Dennoch gilt das „Fehlen der phonologischen Bewusstheit" sowohl in den USA als auch in Europa als Hauptindikator für die Lese-Rechtschreib-Störung (Landerl und Wimmer 1993; Marx et al. 1993; Klicpera et al. 1994). Das ist bei ungefähr 60 bis 80 % der betroffenen Schüler der Fall.

Was ist damit gemeint? Als symptomatisch wird herausgestellt, dass betroffene Schüler unter anderem Sätze oder Wörter nicht untergliedern oder keine Reimwörter bilden können. Weil sie kein Gefühl für den Sprachrhythmus entwickelt haben, fällt es ihnen schwer, die „Phonotaktik", die Silbentrennung und die Lautabfolgen in Silben oder Wörtern zu erkennen. Dieses sind jedoch nur wenige herausragende Merkmale. Faktisch geht es um weitaus komplexere Störungen der phonetischen und phonologischen Sprachwahrnehmung und -verarbeitung, deren Ursachen und Zusammenhänge vermutlich schon in der Sprachentwicklung im frühen Kindesalter liegen. Wissenschaftler wie Schulte-Körne bezeichnen sie auch als fehlende „Basiskompetenzen" oder „Vorläuferfähigkeiten", ohne die Lesen und Schreiben nur schwerlich erlernt werden kann.

Als oftmals unklare Fälle gelten diejenigen Schüler und Schülerinnen, denen die Schriftsprache in den Grundschulen mit herkömmlichen Methoden kaum oder gar nicht vermittelbar erscheint. Manchmal gelingt diesen Schülern schon die Buchstaben-/Lautzuordnung nicht komplikationslos, weil sie kein Bewusstsein für die Lautproduktion ihrer Sprechwerkzeuge entwickelt haben. Einzelne sind zur Synthese oder Analyse von Buchstaben deshalb nicht fähig, weil sich ihnen die „Assimilation", das Zusammenschleifen oder Zusammensprechen von Sprachlauten nicht erschließt. Sprach- oder Wortklänge sind für sie ganzheitliche Klänge, untrennbar an ihre Bedeutungen gebunden (Brehm 2014, S. 27 f.).

## 2.2   Sprachentwicklung und Lauterwerb

Eine ganzheitliche Wahrnehmung von Sprachklängen, der Prosodie unserer Sprache, scheint zunächst nicht verwunderlich, wenn wir uns den Sprachentwicklungsprozess junger Kinder betrachten. Der Spracherwerb gilt als komplexer ganzheitlicher Lernprozess. Er ist gebunden an die Interaktion mit der Umwelt und die besondere emotionale Zuwendung der Eltern oder anderer Bezugspersonen. Eltern fokussieren sich meistens auf den Zeitpunkt, wenn Babys beginnen, ihre ersten Wörter zu sprechen; im Durchschnitt ist das in der Mitte des zweiten Lebensjahres der Fall. Mit dem Greifen setzt auch das Begreifen und damit der kognitive Spracherwerb ein (Ayres 2002). Doch dem Sprechen der ersten bedeutungstragenden Wörter gehen grundlegende Sprachlautentwicklungsprozesse bei jungen Kindern voraus.

Aufgrund ihres erstaunlichen Hörvermögens sind Säuglinge bereits nach ihrer Geburt in der Lage, Sprachlaute von anderen Lauten und Geräuschen zu unterscheiden (Szagun 2010). Etwa zwei Monate nach der Geburt beginnen Babys undifferenziert und lustvoll „Urlaute" zu produzieren. Sie jauchzen, brummen, krächzen oder lallen. Wissenschaftler sprechen daher von der „ersten Lallphase". Gezielter lernen Babys in der zweiten Hälfte des ersten Lebensjahres, wobei weniger einzelne Sprachlaute, sondern „Lautkontraste" an Bedeutung gewinnen. Säuglinge lernen, sich an den Silben der sie umgebenden Muttersprache zu orientieren und sie zu produzieren (Szagun 2010). Dieser „zweiten Lallphase" wird von verschiedenen Wissenschaftlern grundlegende Bedeutung für die Sprechbildung beigemessen.

Allerdings lernen nicht alle Kinder zum gleichen Zeitpunkt sprechen und nicht alle erwerben Sprachlaute in einer gleichen Lautabfolge. Deshalb existieren unterschiedliche wissenschaftliche Theorien sowohl über die Sprachentwicklung insgesamt als auch über den Sprachlauterwerb im Besonderen (Romonath 1991). Dennoch kennen wir Gesetzmäßigkeiten, nach denen sich der Sprachlauterwerb vollzieht.

Eine universalistische Lauterwerbstheorie wurde 1969 von Roman Jakobson aufgestellt. Seine Theorie basiert auf zwei Grundannahmen: Danach folgt der Sprachlauterwerb „dem Grundsatz des maximalen Kontrasts und schreitet vom Einfachen und Ungegliederten zum Abgestuften und Differenzierten vor" (Jakobson 1969, S. 93). Tatsächlich ist der „Grundsatz des maximalen Kontrasts oder der maximalen Differenzierung" ein in der Psychologie inzwischen manifestiertes Lerngesetz. Ein ähnliches Lernprinzip ist Lehrern auch in der Umkehrform unter „Ranschburgsche Hemmung" bekannt. Der Psychologe Ranschburg, der außerdem als erster den Begriff „Legasthenie" in seinen Veröffentlichungen verwendete (1916), bezog sein Theoriemodell allerdings nicht allein auf die Sprache, sondern auf verschiedene Lernbereiche. Jakobsons und Ranschburgs Theorie verbindet jedoch eine grundlegende Annahme über das Lernen. Sie besagt, dass wir uns Gegensätze und Unähnlichkeiten besser merken können als ähnliche Sachverhalte. Schwarz und weiß, groß und klein, Yin und Yang prägen sich unserem Gehirn schneller ein.

Nach Jakobson gilt dieses Gesetz auch für Säuglinge, wenn es um die Merkfähigkeit von Sprachlauten geht. So gilt in der zweiten Lallphase die Silbe „da" als der von Säuglingen weltweit am meisten produzierte Lautkontrast, wobei die Silben zunächst mit einem Konsonanten beginnen und ein offener Vokal folgt. Auch „ba" oder „ma" gehören zu diesen früh erlernten Silben. Beispielsweise halten wir beim stimmhaften Konsonanten /m/ die Lippen fest verschlossen, beim /a/ springen sie auf eine weit geöffnete Mundstellung und bilden damit einen maximalen phonetischen Kontrast. Es bildet sich ein heller Sprachklang, den Säuglinge auch durch ihr Schreien kennen.

Darüber hinaus stellte Jakobson noch andere wichtige Gesetzmäßigkeit bei der Sprechbildung fest. Er fand heraus, dass Babys die Konsonanten „von vorne nach hinten" erwerben und die offenen Vokale vor den geschlossenen gebildet werden (vgl. auch Weinrich und Zehner 2008, S. 10 f.).

- Zuerst wird der Lautkontrast konsonantisch-vokalisch erlernt: *da.* Der Vokal wird erst später als Initiallaut von Silben verwendet.
- Der Erwerb der Vokale erfolgt vom offenen zum geschlossenen Vokal oder von breit nach eng, zunächst /a/, danach /i/, später die dazwischenliegenden, z. B. /e/, und schließlich die geschlossenen Vokale /o/, /u/ usw.
- Ein junges Kind erwirbt die Konsonanten von vorne nach hinten, zunächst also die Konsonanten des vorderen Artikulationsbereichs:
    - die Plosivlaute (Verschlusslaute, Explosivlaute) /b/, /p/ vor /d/, /t/ sowie
    - die Nasale (die Luft entweicht durch die Nase) /m/ vor /n/.
- Später erfolgt der Erwerb von Konsonanten des mittleren Artikulationsbereichs, wobei der vordere Bereich bei einigen Konsonanten auch noch eine Rolle spielt:
    - der Laterallaut (Zungenlaut) /l/
    - die Frikative (Reibelaute, Engelaute, Zischlaute) /f/, /v/, /s/, /z/, /x/, /h/ usw.
- Danach erwirbt das Kind die Konsonanten des hinteren Artikulationsbereichs, z. B.
- die Plosive /g/, /k/ sowie
- die Vibranten (Schwingelaute) /r/, /R/ („Zäpfchen-*R*").
- Erst zum Schluss erwirbt das Kind die Mehrfachkonsonanten, genannt Affrikaten (Verschluss-, Engelaute) /pf/, /ts/ usw. (Brehm 2014, S 165 f.).

Kritiker von Jakobsons Theorie verweisen auf Beobachtungen, dass nicht alle Kinder die Sprachlaute in den dargestellten Stufenabfolgen erlernen; darüber hinaus ergeben sich noch andere Kritikpunkte. Trotzdem hat es sich in empirischen Studien bestätigt und auch in der Praxis erwiesen, dass die meisten seiner Annahmen zutreffen.

Laien werden sich fragen, ob wir eine solche Theorie überhaupt benötigen, zumal sie nicht zu 100 % gültig ist. Wir benötigen Jakobsons Theorie unbedingt; für die Sprachtherapie ist sie unverzichtbar. Wenn wir beispielsweise Kinder mit starken Sprachentwicklungsverzögerungen oder -störungen therapieren wollen, können wir ihnen das Sprechen nicht beliebig nach unserem Bauchgefühl vermitteln. Wir müssen uns an wichtigen wissenschaftlichen Grundlagen orientieren, um ihnen effizient helfen zu können. Doch was lehrt uns die Theorie über den Erwerb der Schriftsprache?

Auch im schulischen Bereich hat man sich bisher an Jakobsons Theorie orientiert. Beispielsweise werden in Schulfibeln in der Regel zuerst die vorgelagerten Konsonanten vor den übrigen Buchstaben des Alphabets eingeführt. Darüber hinaus wird Jakobsons Prinzip des maximalen Kontrasts insofern berücksichtigt, als ähnlich klingende Buchstaben im Unterricht nicht direkt hintereinander behandelt werden. Doch je mehr in verschiedenen Grundschulen auf eine „kreative" und weniger „gelenkte" Anbahnung des Schriftsprachprozesses Wert gelegt worden ist, umso mehr ist Jakobsons Theorie in den Hintergrund getreten.

Nach meiner Erfahrung können wir jedoch besonders bei der Anbahnung des Lesens und Schreibens von Schülern mit starken Rechtschreibstörungen aufgrund phonologischer Defizite von dieser Theorie weitaus mehr profitieren, als wir bisher angenommen haben. – Wenn wir davon ausgehen müssen, dass sich beispielsweise die meisten Konsonanten im Mund-Rachenraum von vorne nach hinten entwickeln, können wir demzufolge auch annehmen, dass die vorgelagerten Lautbuchstaben auditiv besser wahrzunehmen sind als die im mittleren oder hinteren Bereich unseres Sprechapparates. Wenn darüber hinaus bei Säuglingen am Anfang ihrer Sprachentwicklung Silben mit Lautkontrasten eine herausragende Rolle spielen, sollte auf einer ähnlichen Basis auch eine Anbahnung des Lesens und Schreibens möglich sein.

Im Laufe meiner beruflichen Tätigkeit hat sich herausgestellt, dass die Arbeit mit kontrastierenden offenen Silben, an die sich schrittweise komplexere Lautabfolgen in geschlossenen Silben und unterschiedlichen Wortstrukturen anschlossen, besonders für Jungen und Mädchen mit gravierenden Lese- und Rechtschreibstörungen enorm hilfreich war. Schüler, denen in den ersten Grundschuljahren mit herkömmlichen Schulmethoden das Lesen und Schreiben nicht vermittelt werden konnte, lernten es auf diese Weise (vgl. Brehm 2014, S. 153 f.).

## 2.3    Erwerb der Schriftsprache

Unabhängig von den dargestellten sprachlichen Lernprozessen legen Wissenschaftler dem Schriftspracherwerb andere Theorien zugrunde. Bisher wurden die Entwicklung der gesprochenen und der Erwerb der geschriebenen Sprache als zwei voneinander unabhängige, hochkomplexe Lernprozesse betrachtet. Denn mit dem Ende des vierten Lebensjahres kann eine grundlegende Sprachentwicklung entsprechend dem neurobiologischen Leistungsvermögen des Gehirns als abgeschlossen gelten. Deshalb sollte jeder Erstklässler vor der Einschulung über eine korrekte Artikulation, einen altersgemäßen Wortschatz und über einen stabilen grammatikalischen Satzbau verfügen. Diese sprachlichen Grundkompetenzen sollten es jungen Schülern auch ermöglichen, spätestens im 6. Lebensjahr Wortbilder zunächst spontan zu erkennen, Buchstaben und Sprachlaute einander zuzuordnen und deshalb zur allmählichen Analyse und Synthese von Buchstaben fähig zu sein. Die Realität zeigt jedoch, dass bei weitem nicht alle Schüler diese Voraussetzungen erfüllen, obwohl sie in anderen Lernbereichen über die Schulreifekriterien verfügen.

„Die gängigen Entwicklungsmodelle des Schriftspracherwerbs gehen davon aus, dass Lesen und Rechtschreiben im Erwerb eng miteinander verbunden sind und sich gegenseitig beeinflussen" (Moll und Landerl 2011, S. 11). Bei den theoretischen Modellen sind allerdings keine phonologischen, sondern morphologische Aspekte von Bedeutung: Es geht nicht um das gesprochene, sondern um das geschriebene Wort als Ganzes, seine unterschiedlichen Formen und Veränderungen stehen im Vordergrund. Wissenschaftlich ist unbestritten, dass sich Kinder ganze Wörter zunächst aufgrund visueller Besonderheiten einprägen und diese auch an anderer Stelle wiedererkennen. Das Stufenmodell von Frith (1985) nennt diesen ersten Lernschritt die „logografische Stufe". Erst in der zweiten „alphabetischen Stufe" erfordert der beginnende Lese- und Schreibprozess eine stabile Sprachverarbeitung im Hinblick auf das Erkennen und die Abfolge von Sprachlauten bzw. Buchstaben. Schülern wird beim Lesen zunehmend bewusst, dass Wörter aus unterschiedlichen Buchstabenfolgen bestehen, die Symbole für Sprachlaute darstellen. Beim Schreiben der Anfänger dominieren „lauttreue Schreibungen", orthografische Besonderheiten spielen noch keine Rolle. Erst in der dritten „orthografischen Stufe" ermöglicht „der orthografische Abruf von Gedächtniseinträgen für Schriftwörter eine korrekte Rechtschreibung" (Moll und Landerl 2011, S 12).

Die theoretischen Modelle gehen allerdings in der Regel vom „Normal- oder Idealfall" des Lesen- und Schreibenlernens bei Kindern aus, die über gute sprachliche Gene und eine stabile Sprachentwicklung verfügen. Glücklicherweise ist dies bei den allermeisten der Fall. Ganz anders ergeht es Schülern und Schülerinnen, die eine eingeschränkte oder fehlende phonologische Bewusstheit aufweisen. Das Erreichen der ersten „logografischen Stufe" kann vielen von ihnen sogar gelingen. Mit einer stabilen visuellen Wahrnehmung sind sie durchaus in der Lage, sich Wörter in ihrer Ganzheit einzuprägen und sie wiederzugeben. Die meisten scheitern jedoch an der zweiten „alphabetischen Stufe", wenn es um die Silben- und Lautabfolge geht und hinken dem Erreichen der dritten „orthografische Stufe" oftmals die gesamte Schulzeit hinterher.

Dieser negativen schulischen Entwicklung können wir nur mit einer frühzeitigen und effizienten Förderung entgegenwirken. Die nachfolgende komprimierte Darstellung und Erörterung phonologisch orientierter Methoden und ihrer Wirkmechanismen soll dazu einen Beitrag leisten.

# Der Einsatz phonetisch-phonologischer Methoden zur Stabilisierung des Lesens und Schreibens

## 3.1 Die Wirkmechanismen des eigenen und fremden Sprechens

Methodische und inhaltliche Aspekte der Sprech-und Sprachtherapie haben in den vergangenen Jahren zunehmend Eingang in den schulischen und therapeutischen Förderbereich gefunden, ohne dass sich viele Anwender über die Wirkmechanismen bestimmter Vorgehensweisen im Klaren sind. Am häufigsten angewendet werden inzwischen im Grundschulbereich das „Mitsprechen" oder ein „verlangsamtes Sprechen" beim Schreiben von Wörtern oder Sätzen. Darüber hinaus wird ein Mitsprechen zusammen mit dem „Silbenschwingen" in den Grundschulklassen praktiziert. Doch was bewirkt das Sprechen zusammen mit dem Schreiben oder besser gefragt: Was bewirkt das eigene autonome Sprechen und was bewirkt das fremde Sprechen des Lehrers oder des Therapeuten?

Mit diesen grundlegenden Fragen beschäftigte sich neben anderen ein Vordenker der Logopädie, der amerikanische Therapeut Charles Van Riper. Mit seinen Büchern wurde er in den vergangenen Jahrzehnten weltweit bekannt. Besonders sein Buch „Speech correction, principles and methods", in dem er 1939 sein Therapiekonzept zum ersten Mal veröffentlichte, erzielte große Aufmerksamkeit und wurde in viele Sprachen übersetzt. Einige seiner methodischen Ansätze sind inzwischen so fest in der Sprachtherapie verankert, dass sie ständig angewendet werden, ohne dass den Anwendern Van Riper als Urheber bekannt ist.

Er gehörte zu den ersten Therapeuten, die bei kindlichen Sprachstörungen eine unterschiedliche Hörwahrnehmung und -verarbeitung feststellten, die „auditive Fremdwahrnehmung" und die „auditive Eigenwahrnehmung". Dass die Hörwahrnehmung beim Sprechen Unterschiede aufweist, können wir auch an uns selbst feststellen. Wenn wir beispielsweise unsere Stimme auf einer Sprachkassette hören,

© Springer Fachmedien Wiesbaden 2017
R.M. Brehm, *Die Lese- und Rechtschreibstörung wirksam bekämpfen*, essentials,
DOI 10.1007/978-3-658-14709-9_3

kommt sie uns meistens fremd vor. Durch die körpereigene Resonanz empfinden wir den Klang unserer eigenen Stimme beim täglichen Sprechen als voller und tiefer. Gleichzeitig haben wir eine spezifische Wahrnehmung von unserem eigenen Sprechapparat, dem Zusammenspiel von Atmung, Stimmbändern, Lippen, Zähne, Zunge, Gaumen und anderen Organen, die unsere Lautungen hervorbringen.

Allerdings geht es in der Sprachtherapie nicht vordergründig um den Stimmklang oder gar um akustische Hörstörungen, sondern, vereinfacht ausgedrückt, um eine unterschiedliche Wahrnehmung spezifischer Laute oder Lautabfolgen in Silben oder Wörtern beim eigenen und fremden Sprechen. Somit geht es auch um eine unterschiedliche Wahrnehmung und Verarbeitung der Phonologie unserer Sprache. Nicht nur Van Riper, sondern auch andere Sprachtherapeuten haben schon seit Jahrzehnten auf diese Unterschiede beim „Eigenhören" und „Fremdhören" aufmerksam gemacht.

Bei bestimmten phonologischen Sprachstörungen wie dem „Fish-Syndrom" lassen sich diese Wahrnehmungsunterschiede deutlich nachweisen (vgl. Brehm 2014, S. 105). Allerdings sind wir oftmals auf Vermutungen angewiesen, denn nicht bei allen Kindern mit phonologischen Störungen können diese Nachweise zweifelsfrei erbracht werden. Trotzdem gilt in der Logopädie die Erkenntnis, dass Kinder grundsätzlich in der Fremdwahrnehmung von Sprache sicherer sind als in ihrer Eigenwahrnehmung (Jahn 2007, S. 16). Dieser Sachverhalt gilt im Besonderen für Kinder und Schüler mit phonologischen Defiziten. Das bedeutet: Die von außen kommende Sprache wird in der Regel wesentlich klarer wahrgenommen als das eigene zuweilen fehlerhafte, unartikulierte oder zu hastige Sprechen. Wir können davon ausgehen, dass die Auswirkungen auf den schulischen Lernbereich beim Lesen und Schreiben nicht bedeutungslos sind.

Auditive Wahrnehmungsstörungen waren bei Schülern mit Lese-Rechtschreib-Störungen in den letzten Jahren ein häufig diskutiertes Thema. Allerdings ging man bisher ausschließlich von Störungen des Hörens und der Hörverarbeitung der von außen kommenden Sprache, also der auditiven Fremdwahrnehmung aus. Dieses eingeschränkte Verständnis der Sprachwahrnehmung dürfte der weitaus komplexeren Problematik bei Schülern mit fehlender phonologischer Bewusstheit nicht gerecht werden. Eine gestörte auditive Eigenwahrnehmung können wir auch dabei nicht ausschließen. Zahlreiche Schulanfänger bekommen zu hören: „Schreibe, wie du hörst!" oder „Schreibe, wie du sprichst!" Genau das versuchen sie. Doch damit beginnt ein Teufelskreis, wenn die auditive Wahrnehmung mehr oder weniger instabil ist und die phonologische Bewusstheit fehlt. Ein bloßes „Schreiben nach Gehör" bringt diesen Kindern keine Lernzuwächse, vermutlich schadet es ihnen sogar langfristig. Den Schülern wird vermittelt, dass sie sich auf das von ihnen „vermeintlich Gehörte" verlassen können, was jedoch nicht der Fall ist. Ohne Korrekturmechanismen werden sie geradezu angeleitet, falsche Wortbilder zu produzieren, die sich über die visuelle Wahrnehmung langfristig manifestieren können.

Zu den Therapiesäulen Van Ripers gehört deshalb sowohl die Festigung der auditiven Fremdwahrnehmung als auch die Stabilisierung der auditiven Eigenwahrnehmung durch ein bestimmtes methodischen Vorgehen. Eine Festigung der sprachlichen Fremdwahrnehmung bewirkt nach Van Riper an erster Stelle das artikulatorisch korrekte Vorsprechen des Therapeuten in verschiedenen Therapiephasen, verbunden mit einem gelenkten und deshalb bewussteren Zuhören der Kinder.

Davon können wird den Grundsatz ableiten: Je bewusster Kinder oder Schüler in Kommunikationssituationen zuhören, je bewusster sie die Sprache ihres Gegenübers mitverfolgen, umso mehr festigen sie ihre auditive Fremdwahrnehmung. Diese schafft die Voraussetzungen für eine verbesserte Sprachverarbeitung auf der phonologischen, grammatikalischen und semantischen Ebene. Das stellt jedoch auch Ansprüche an die Sprache von Pädagogen und Eltern in der Interaktion mit Kindern oder Schülern. Diese lauten: „Seien Sie sich in Kommunikationssituationen der Wichtigkeit ihrer eigenen Sprache ebenso bewusst." „Sprechen Sie nicht hastig, sondern klar und deutlich." „Wecken Sie beim Vorsprechen oder Vorlesen mit Ihrer eigenen guten Artikulation und Betonung das kindliche Interesse, das mit einem verbesserten Zuhören einhergeht."

Nicht das Sprechen des Therapeuten, der Lehrer oder der Eltern, sondern das eigene bewusste und artikulatorisch korrekte Sprechen des Kindes oder des Schülers bewirkt nach Van Riper hingegen die Stabilisierung der auditiven Eigenwahrnehmung. Diese ist verbunden mit der taktil-kinästhetischen Wahrnehmung des eigenen Sprechapparates, des Ertastens und Erfühlens von Sprachlauten, Silben oder Wörtern in Sekundenbruchteilen. Beide Wahrnehmungsebenen verfestigen gleichermaßen die phonetische und phonologische Bewusstheit als Grundkompetenzen für das Lesen und Schreiben.

Es bieten sich verschiedene Möglichkeiten, bestimmte Sprechmethoden im Unterricht oder bei der Förderung von Schülern einzusetzen. Auch dabei sollten wir die unterschiedliche Wirksamkeit berücksichtigen. Zum einen geht es um die Sprechgeschwindigkeit – beim Lesen sprechen wir auch von der Benennungsgeschwindigkeit. Dabei hängt es von der Fähigkeit zur bewussten Regulierung des eigenen Sprechens ab, ob Schüler damit variieren können. Wenn es um das Vorlesen von ganzen Sätzen oder Texten geht, votiere ich für ein Sprechen mit normaler Sprechgeschwindigkeit, nicht zu langsam und auf keinen Fall zu schnell. In der Regel drosseln diejenigen Schüler ihre Benennungsgeschwindigkeit notwendigerweise, denen es schwerfällt, bestimmte Lautabfolgen in Silben oder Wortstrukturen zu erfassen. Dazu muss man ihnen Zeit lassen. Wenn wir allerdings das Sprechen als methodische Hilfe für das Schreiben einsetzen wollen, ist ein grundsätzlich langsameres Sprechen erforderlich, das sich an die Schreibgeschwindigkeit anpasst.

Van Riper stellte in seinem Therapiekonzept das sogenannte „Slow-Motion-Sprechen" vor, das in der Logopädie mittlerweile als selbstverständlich gilt und auch in den Grundschulen als methodische Hilfe im Zusammenhang mit dem Schreiben eingesetzt wird. Dabei handelt es sich um ein lang gezogenes Sprechen oder verlangsamtes Artikulieren, das wir nach Bedarf variieren können (Brehm 2014, S. 180). Auf welche Weise wir bestimmte Sprechabläufe methodisch mit dem Lesen und Schreiben kombinieren können und damit zur Stabilisierung der phonologischen Bewusstheit beitragen, wird im Folgenden näher erläutert.

## 3.2    Handlautieren mit Schreiben kombinieren

Wenn es darum geht, die Wahrnehmung des eigenen Sprechens zu intensivieren, spielt in der Sprachtherapie der Einsatz der Hand eine wichtige Rolle. Einerseits können wir mit der Hand bestimmte sprechmotorische Abläufe erfühlen, aber auch Bewegungen oder Gebärden ausführen, um das Sprechen zu untermauern. Das Sprechen in die gewölbte – nicht auf die flache Hand – scheint mir besonders geeignet, um bestimmte phonetische und phonologische Abläufe bewusst zu machen. Ich bezeichne es als „Handsprechen" oder „Handlautieren" (vgl. Brehm 2014, S. 173 f.) (s. Abb. 3.1).

Lautieren bedeutet, die Buchstaben nicht alphabetisch auszusprechen – mit Ausnahme der Vokale a, e, i, o, u und der davon abgeleiteten Umlaute: ä, ö, ü. Alle Konsonanten müssen wir hingegen bei der Artikulation auf ihr „Ursprungsphonem" reduzieren, das heißt, wir sprechen sie ohne den korrespondierenden „Mitlaut": nicht be, de, em, ha, sondern /b/, /d/, /m/, /h/. Wichtige Gründe sprechen mittlerweile dafür, sich für das „Lautieren" von Buchstaben und gegen die alphabetische Benennung zu entscheiden. Warum? Den Konsonantenbuchstaben ordnen wir zwei Sprachlauten zu, die beim Zusammensprechen, der „Assimilation", einen „Silbenklang" bilden. Das verursacht Schülern ohne phonologische Bewusstheit erhebliche Schwierigkeiten bei der Lautunterscheidung (Brehm 2014, S. 48 f.).

> **Drei wichtige Aspekte stehen beim Handlautieren im Vordergrund:**
> 1. Verbesserte Wahrnehmung der eigenen Akustik
> 2. Erspüren der Sprechatmung
> 3. Lenkung der Aufmerksamkeit auf den Sprechapparat

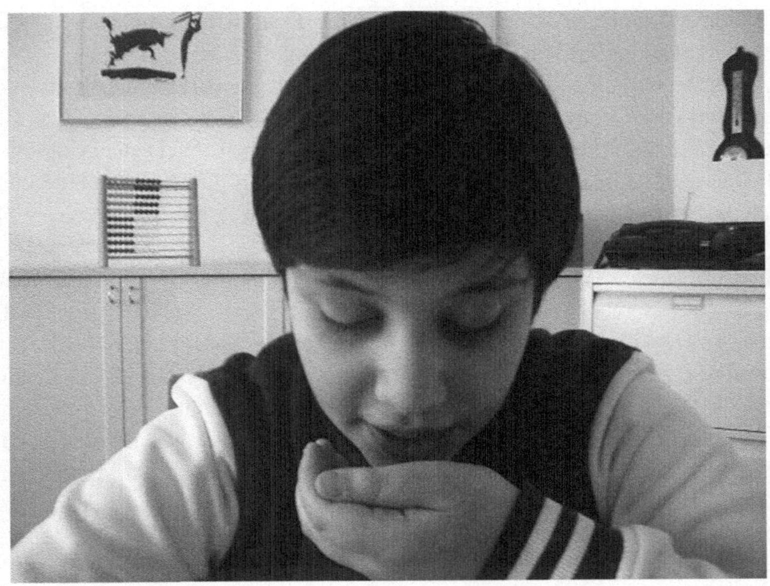

**Abb. 3.1** „Handsprechen" oder „Handlautieren" (Abdruck mit freundlicher Genehmigung)

Die Innenseite der gewölbten Hand sollte dabei den Mund nicht verschließen, sondern 1–2 cm davon entfernt sein. Für unser Gegenüber machen wir uns durch das Handsprechen zwar unverständlicher, wir selbst erhalten jedoch durch die Handwölbung einen kleinen Resonanzverstärker, der sich positiv auf unsere Eigenwahrnehmung auswirkt. Mit der Hand können wir auch den mehr oder weniger starken Luftausstoß bei vergleichbaren Konsonanten besser erspüren, beispielsweise bei der Unterscheidung der Plosivlaute /b/ und /p/. Der wichtigste Gesichtspunkt ist jedoch das Lenken der Aufmerksamkeit auf die eigene Artikulation. Die Hand an den Mund führen signalisiert: „Achte auf das Zusammenwirken deiner Sprechorgane und mache dir die Lautung bewusst!"

Das Handlautieren oder Handsprechen eignet sich nicht nur für Grundschüler, sondern für Schüler aller Altersgruppen, die mehr oder weniger starke Lese- und Rechtschreibstörungen aufgrund phonologischer Defizite aufweisen. Es ermöglicht ihnen ein besseres Erspüren von Sprachlauten und Lautabfolgen in Silben oder Wörtern. Dazu ist keinesfalls immer ein lautes Sprechen erforderlich. Auch ein „Handflüstern" kann hilfreich sein, um den Sitznachbarn oder andere Schüler im Unterricht nicht zu stören. Dabei sind die Konsonanten gut wahrnehmbar, etwas eingeschränkt ist lediglich die Wahrnehmung der Vokale.

Am effizientesten und nachhaltigsten bewerte ich die Wirkung des Handlautierens, wenn von Anfang an in der Grundschule damit gearbeitet wurde. Das kann bereits bei der Einführung neuer Buchstaben geschehen. Nicht durch die bloße Aufforderung: „Sprecht jetzt den neuen Buchstaben auf die Hand", sondern auch durch die Möglichkeit, mit der Hand phonetische Abläufe spürbar und besser hörbar zu machen, Buchstaben zu „erleben".

Die Eingangsfrage, die wir zuerst mit den Schülern erörtern sollten, könnte sein: „Womit sprechen wir oder was gehört zu unseren Sprechorganen?" Die Kinder sollen Gelegenheit bekommen, ihre Atmung auszuprobieren und dabei feststellen können, dass wir nur beim Ausatmen sprechen. Anhand von Lautbeispielen sollen sie selbst erfühlen können, bei welchen Lauten unsere verschiedenen Sprechorgane zum Einsatz kommen. Das interessiert die meisten Schüler sehr! Durch Vor- und Nachsprechen nehmen wir im Anschluss eine „phonetische Analyse" desjenigen Ziellautes vor, den wir bewusst machen und seinem Buchstabensymbol zuordnen wollen (Brehm 2014, S. 172).

> **Die Anweisung kann beispielsweise lauten**
> Schließt die Augen und sprecht ein /b/ mehrmals auf die Hand, ich mache euch es einmal vor!
> Was könnt ihr dabei fühlen?
> Spürt ihr wenig oder viel Luft?
> Welche eurer Sprechorgane sind beteiligt?
> Was machen eure Lippen?

Bei anderen Lautbuchstaben können wir zusammen mit den Schülern den Stillstand oder die Bewegungen der Zunge ergründen. Wir können erspüren, ob beim Sprechen die Lippen, die Zähne, das Zahlfleisch, das Velum oder der Gaumen eine Rolle spielen. Auch ein kleiner Handspiegel kann diese Analyse unterstützen. Bei stimmhaften Lautbuchstaben können wir beim Lautieren durch ergänzendes Auflegen der flachen Hand auf den Hals die Stimmbänder erspüren.

Diese phonetische Analyse von Sprachlauten durch die Hand weckt in hohem Maße das Interesse von Schülern und ist ein erster Schritt zur Festigung der Buchstaben-/Lautzuordnung. Damit lenken wir von Anfang an die Aufmerksamkeit der Schüler auf ihre eigene Artikulation. Bei Grundschülern oder Förderschülern können wir als nächsten Schritt ein Gebärden des Buchstabens anschließen: „Sprecht zuerst den Laut in die Hand und schreibt danach den Buchstaben in die

Luft oder versucht den Buchstaben mit den Fingern darzustellen!" Auf die Darstellung von spezifischen „Lautgebärden" verzichtete ich an dieser Stelle. Die Gründe ergeben sich aus dem Nachfolgenden.

## Handlautieren und Schreiben

Grundsätzlich zielt das Handlautieren oder Handsprechen auf die Festigung der phonetischen und phonologischen Bewusstheit. Bei Schülern hat es erfahrungsgemäß jedoch nur eine kurzfristige Wirkung, wenn es nur einmalig geschieht oder wir es nicht mit dem Schreiben des Buchstabens kombinieren. Denn bei den meisten Schülern reicht eine kurze Übung von Lautieren und Gebärden nicht aus, um die Zuordnung von Sprachlauten und Buchstaben nachhaltig zu festigen. Für die Vertiefung sind deshalb nachfolgende Übungssequenzen unerlässlich.

Übungen von wechselseitigem Handlautieren und Schreiben des Buchstabens können auch als häusliche Übungen durchgeführt werden. Dabei schlage ich Rechtshändern vor, für das Lautieren die linke Hand zu benutzen, damit die rechte Hand für das Schreiben frei bleiben kann; bei Linkshändern sollte es umgekehrt sein. Im Vordergrund der Übungen stehen die drei „k": „Übe kurz, klar und kontinuierlich!" Die Gründe sind nachvollziehbar (vgl. Brehm 2014, S. 174 f.).

Wenn Lese- und Rechtschreibstörungen bei Schülern nicht auf mangelnde Intelligenz zurückzuführen sind, sondern neurobiologische Ursachen im Sinne eine Unteraktivierung von Hirnarealen infrage kommen, ist es notwendig, diese Hirnbereiche zu aktivieren. Das geschieht in der Regel nicht auf schnelle Weise und nicht von heute auf morgen, sondern ganz allmählich und schrittweise. Wichtige Erfahrung auf diesem Gebiet haben wir in der Sprachtherapie bei der wissenschaftlichen Erforschung der Genesung von Aphasikern sammeln können. Dabei handelt es sich um Schlaganfallpatienten, deren Sprache oder Schreib- und Lesefähigkeit erheblich beeinträchtigt worden ist. Mithilfe bestimmter logopädischer Maßnahmen ist es möglich, die Hirntätigkeiten zu reaktivieren. Allerdings ist das Krankheitsbild von Aphasikern nicht mit dem Störungsbild von Schülern gleichzusetzen, denn diese haben gesunde und keine geschädigten Hirnareale. Dennoch kann ein ähnliches methodisches Vorgehen bei Schülern mit Lese-Rechtschreib-Störungen von Nutzen sein.

Von großer Wichtigkeit ist dabei die Kürze, Klarheit und die Kontinuität bestimmter Übungen. In diesem Zusammenhang ist deutlich geworden, dass nicht endlos lange und komplexe Aufgabenstellungen, sondern kurze und für den Probanden sensorisch klare Übungen die Hirnbereiche reaktivieren können.

Konsequent durchgeführte Wiederholungen der Übungen festigen allmählich die Merkfähigkeit und setzen cerebrale Automatisierungsprozesse in Gang.

Für Schüler mit stabiler phonetischer und phonologischer Bewusstheit dürfte sich die Buchstaben-/Lautzuordnung relativ unproblematisch im Gedächtnis verfestigen. Für andere Schüler, die damit mehr oder weniger starke Probleme haben, sind oftmals nur bestimmte Buchstaben schwieriger wahrzunehmen. Dazu gehören meistens die Konsonanten des mittleren und hinteren Artikulationsbereiches, wie bereits beschrieben, aber auch der Vokal *e* oder die geschlossenen Vokale *o* und *u,* die Umlaute *ä, ö, ü,* Diphthonge *ei, eu* und andere. Auch diese lassen sich mit der Verbindung von Lautieren und Schreiben zunächst auf einer phonetischen Grundlage durch die beschriebenen Lautierübungen in Kombination mit dem Schreiben besser festigen. Als unverzichtbar erweisen sich die phonetischen Übungen für Schüler mit sehr starken Lese- und Rechtschreibstörungen.

Nach Einführung des Handlautierens im Unterricht, im Förderunterricht oder in der Therapie bieten sich die folgenden Übungen als „Hausaufgaben" an. Die Schüler sind aufgefordert, diejenigen Buchstaben des Alphabets, die von ihnen nur unzureichend gemerkt werden können, innerhalb einer Woche an zwei bis drei möglichst nicht aufeinanderfolgenden Tagen in bestimmter Weise zu üben: Jeweils „denselben Buchstaben" zuerst in die Hand lautieren und danach auf ein dafür vorgesehenes Blatt oder in das Heft schreiben. Jeder als schwierig empfundene Konsonant oder Vokal wird damit 80- bis 120-mal bewusst artikuliert und unmittelbar danach seinem visuellen Symbol zugeordnet.

Um Desinteresse und Langeweile vorzubeugen, motiviere ich dazu, 20 Groß- und 20 Kleinbuchstaben in verschiedenen Farben und unterschiedlichen Größen frei nach Fantasie auf DIN A4-Blätter zu schreiben. Danach sollen die Schüler Bilder von Gegenständen auf die Blätter malen oder kleben, die mit dem geübten Buchstaben beginnen. Dabei geht es um eine ergänzende „Anlautanalyse", die trotz des geübten Buchstabens nicht allen Schüler auf Anhieb gelingt und manchmal Hilfestellung erfordert. Jüngeren Schülern gebe ich vorgedruckte Blätter mit Bildern, in die sie die Buchstaben einfügen konnten, beispielsweise das „D" auf ein Dach malen oder das „B" auf die Äste eines Baumes. Andere Schüler mit visuellen oder grafomotorischen Problemen unterstütze ich mit spezifisch vorstrukturierten Blättern.

Erste Erfahrungen mit dem methodischen Vorgehen von Handlautieren und Schreiben hatte ich bereits in den neunziger Jahren mit Schülern aus Lernbehinderten-Schulen sammeln können, deren Intelligenz im unterdurchschnittlichen Bereich lag. Einzelne hatten sich bis zum 4. Schuljahr nur wenige Buchstaben einprägen können. In der Regel handelte es sich um offene Vokale wie *a* oder *i* oder die vorgelagerten Konsonanten: *b, m, l,* oder *d.* Das Lesen und Schreiben schien deshalb gar nicht vermittelbar. Dennoch ist es mir in den allermeisten Fällen gelungen, mit den beschriebenen Lautierstrategien die Schriftsprache anzubahnen und weiterzuentwickeln. Ob die Lese- und Rechtschreibstörungen bei diesen Schülern ausschließlich dem niedrigen IQ geschuldet sind, wie gemeinhin angenommen wird, oder ob zusätzliche phonetische und phonologische Wahrnehmungsdefizite auch eine Rolle spielen, ist bisher von der Wissenschaft nicht zweifelsfrei geklärt worden (vgl. Brehm 2014, S. 278 f.).

Fazit: Wie wir wissen, ist – von wenigen Ausnahmen abgesehen – den meisten Buchstaben des Alphabets ein bestimmter Sprachlaut zugeordnet. Bei der Anbahnung des Lesens und Schreibens muss diese Zuordnung von jedem Grundschüler sehr bewusst und mit sensorischer Klarheit vollzogen werden können. Ohne diese Basiskompetenzen ist eine Weiterentwicklung der Schriftsprache nicht möglich. Die dargestellten phonetischen Lautierstrategien sind zusammen mit dem Schreiben der Buchstaben eine effiziente Methode, um diese Zuordnung zu festigen.

## 3.3  Der Einsatz von Lautgebärden

Es mag an dieser Stelle Leser verwundern, dass ich zusammen mit dem Handlautieren lediglich zum Gebärden von „Buchstaben" anrege und weniger zum Gebärden von „Sprachlauten". Viele Grundschullehrer, Förderlehrer und Therapeuten arbeiten inzwischen mit „Lautgebärden", ohne sich über ihre Wirkung im Klaren zu sein.

Da gehörlose Menschen nur begrenzten Zugang zur gesprochenen Sprache finden, bilden in der Regel „Sprachgebärden" die Basis ihrer zwischenmenschlichen Kommunikation. Ganz anders verhält es sich mit „Lautgebärden". Schon seit langem werden sie in der Logopädie als methodische Hilfen zur Lautanbahnung oder Lautstabilisierung eingesetzt. Es handelt sich dabei um assoziative „Klang- oder Artikulationsgebärden", die zur korrekten Artikulation eines Ziellautes hinführen sollen. Die Auswahl und der Einsatz solcher Gebärden ist allerdings von den spezifischen sprechmotorischen oder phonologischen Schwierigkeiten eines jungen Kindes abhängig und setzt deshalb grundlegende Kenntnisse der Therapeuten voraus (Brehm 2014, S. 226 f.).

In bestimmten Therapiekonzepten spielen dabei Geräusche aus der häuslichen Umgebung des Kindes eine Rolle, die Ähnlichkeiten mit bestimmten Sprachlauten aufweisen. So haben fließendes Wasser, aufsteigender Dampf oder das Zischen einer Schlange Ähnlichkeiten mit „Zischlauten". Daher gebärdet der Logopäde im Zusammenspiel mit anderen therapeutischen Maßnahmen mit der

Hand den Dampf, das Wasser oder eine Schlange, wenn er die Artikulation des „Sch" anbahnen oder korrigieren will. Das ist kein leichtes Unterfangen.

Etwas abweichend gestaltet sich das Gebärden in verschiedenen phonologischen Therapiekonzepten, wenn ein Kind den Einzellaut korrekt artikulieren kann, aber im An-, In- oder Auslaut von Wörtern falsch anwendet. An dieser Stelle können wir beispielsweise mit „Artikulationsgebärden" die korrekte Artikulation untermauern, die Stellung der Lippen, den Druck der Zunge oder die Vibration des Velums im Rachen mit den Fingern oder mit der ganzen Hand gebärden. Doch auch das verlangt Kenntnis und Einsicht in die spezifische Störung des Kindes und wie damit individuell umzugehen ist. Deshalb werden in der Sprachtherapie allenfalls Empfehlungen für Lautgebärden gegeben; ein nach bestimmten Kriterien festgelegtes „Lautgebärden-Alphabet" existiert nicht und wäre auch nicht sinnvoll.

Auch im Lernbehinderten-, Förder- und Grundschulbereich arbeiten Lehrer schon seit einigen Jahren mit Lautgebärden bei der Anbahnung und Festigung des Schreibens und Lesens. In verschiedenen Büchern befinden sich inzwischen Darstellungen und Erklärungen von Lautgebärden, die in der Regel eine Vermischung von „Klang-, Sprechmotorik- und Buchstabengebärden" darstellen. Wenn wir sie methodisch wirksam einsetzen wollen, können wir sie nicht unreflektiert anwenden, sondern müssen die genaueren Ursachen für die instabile Laut-Buchstaben-Zuordnung herausfinden.

Grundsätzlich ist der methodische Einsatz von „Lautgebärden" bei allen Schülern und Schülerinnen zu befürworten, die sich auch aufgrund ihrer Defizite im phonetischen oder phonologischen Sprachgebrauch in Sonderschulen, Förderschulen oder Integrationsklassen befinden und dort von Fachkräften betreut werden, die über den Einsatz von Sprachgebärden genauere Kenntnisse besitzen und damit Erfahrungen gewonnen haben. Doch wie ist es bei Schülern, die zwar keine Sprachstörungen aufweisen, bei denen wir jedoch von einem Fehlen der phonologischen Bewusstheit ausgehen können? Können wir mittels Sprachgebärden die phonologische Bewusstheit auf eine effiziente Weise stabilisieren? Lautgebärden können als Unterstützung beim Sprechen die Artikulation eines Buchstabens im An-, In- oder Auslaut eines Wortes bewusster machen, wenn wir sie klar, gezielt und nachhaltig anwenden. Lautgebärden werden jedoch wirkungslos bleiben oder sogar Verwirrung stiften, wenn wir sie unüberlegt einsetzen.

Ein Beispiel: Nicht nur Schüler mit Rechtschreibstörungen verwechseln gelegentlich den Vokal *i* mit dem Umlaut *ü;* sie schreiben nicht *schwimmen* oder *schimpfen,* sondern *schwümmen* und *schümpfen.* Diese Schreibfehler ergeben sich aus der Koartikulation der Anlautkonsonanten „*schw".* Dieser Doppelanlaut erfordert eine gerundete, relativ geschlossene Lippenstellung, das nachfolgende *i* erfordert hingegen eine Verbreiterung der Lippen. Schüler behalten jedoch oftmals die gerundete Lippenstellung bei und artikulieren zwangsläufig ein *ü*. Demzufolge schreiben sie das Wort falsch. Die Lautgebärde sollte daher eher auf den Fehler bei der Artikulation abzielen, beispielsweise durch das Auseinanderspreizen von Daumen und Zeigefinger, das signalisiert: „Beim *i* die Lippen verbreitern!" Die inzwischen aus der Silbenfibel bekannte Buchstabengebärde für das *i:* „Zeigefinger tippt auf den Kopf. Assoziation: Das i hat ein Pünktchen" (Handt et al. 2010, S. 88) hilft an dieser Stelle nicht. Damit wird den Schülern die notwendige Korrektur ihrer phonetisch-phonologischen Lautabfolge nicht bewusster.

Erhebliche Verwirrung stifteten Lautgebärden bei einem neunjährigen lernbehinderten Mädchen, die ein Förderzentrum besuchte. Bis zum dritten Schuljahr hatte sie weder Lesen noch Schreiben gelernt. Lediglich ein Viertel der Buchstaben des Alphabets hatte sie sich merken können. Als ich sie näher kennenlernte, stellte ich fest, dass ihr Lehrer intensiv mit Lautgebärden gearbeitet hatte. Ohne dass ich sie dazu aufforderte, gebärdete sie zunächst jeden Buchstaben und jede Silbe, die sie bei mir schreiben sollte. Bei der Silbe *ma* rieb sie sich zuerst über den Bauch – Assoziation: *Mmm,* es schmeckt gut – danach formte sie mit Daumen und Zeigefinger die Rundung des *a.*

Nach wenigen Therapiestunden machte ich eine überraschende Feststellung: Die Schülerin hatte sich nur diejenigen Buchstaben merken können, die ihr zusammen mit einer Buchstabengebärde vermittelt worden waren. Hatte ihr Lehrer für bestimmte Buchstaben „Klang- oder Artikulationsgebärden" eingesetzt, reichte ihre Hirnleistung nicht aus, sich die Buchstaben einzuprägen. Die Synapsen ihres Gehirns konnten den gesprochenen Laut über die Artikulationsgebärde nicht mit dem Logogramm, dem Buchstabenbild in Einklang bringen und verarbeiten (Brehm 2014, S. 230).

Erst nachdem die Schülerin zusammen mit dem Handlautieren ausschließlich die Buchstaben gebärdete und schrieb, war es möglich geworden, ihr das Lesen und Schreiben zu vermitteln. Nicht bei allen Schülern erweisen sich Klang- oder Artikulationsgebärden als hilfreich. Aus sprachtherapeutischer Sicht sind deshalb auch Aussagen kritisch zu bewerten, Lautgebärden seien „motorische, kinästhetische und visuell deutlich wahrnehmbare Lautzeichen" (Hackethal 2001, S. 337) oder ermöglichten „eine eindeutige Identifizierung der Konsonanten" (Handt et al. 2010, S. 88).

Fazit: Eine Lautgebärde dient in erster Linie dazu, Assoziationen mit dem Sprachlaut herbeizuführen. Sie kann bestimmte Ähnlichkeiten damit aufweisen – identisch ist sie damit nicht. Lautgebärden können nicht die sensorischen Eindrücke der eigenen auditiven, phonologischen und taktil-kinästhetischen Sprachwahrnehmungen ersetzen. Das kann nur das eigene bewusste und korrekte

Sprechen vermitteln. Im schulischen Bereich können sie jedoch – richtig angewendet – zur Festigung der phonologischen Bewusstheit beitragen (Brehm 2014, S. 231).

## 3.4    Silben analysieren und konstruieren

Jede gesprochene Sprache zeichnet sich durch ihren besonderen Sprachrhythmus und eine spezifische „Phonotaktik" aus. Unter Phonotaktik verstehen wir auch mögliche Lautabfolgen oder Phonemkombinationen, die für die Silbenbildung in einer Sprache bedeutungsvoll sind. Im Deutschen unterscheiden wir beispielsweise eine Konsonant-Vokal-Abfolge in offenen Silben oder die Abfolge von Konsonant-Vokal-Konsonant in geschlossenen Silben (Jahn 2007).

Beim Rhythmus wechseln sich in der deutschen, aber auch in der englischen oder in anderen Sprachen betonte mit unbetonten Silben regelmäßig ab. Dabei kennen wir verschiedene Betonungsmuster auch „Versmaße" genannt, die aus der griechischen Antike stammen. Im Deutschen benutzen wir am häufigsten den „Trochäus" (Weinrich und Zehner 2008). Zweisilbige Wörter beginnen dabei mit einer betonten Silbe: *Au-to, Stra-ße, Fens-ter.* Bei dreisilbigen Wörtern befindet sich der Trochäus in der Mitte: *Ba-na-ne, Zi-tro-ne, Ge-mü-se.* Daneben kennen wir auch andere Satz- und Wortstrukturen, die mit unbetonten Silben beginnen: *Spi-nat, Sa-lat, Pa-ket.* Bei dieser Betonung handelt es sich um einen „Jambus", den wir sehr oft im Französischen vorfinden. Über diese und andere Versmaße müssen Schüler genauere Kenntnisse haben, wenn sie beispielsweise bei einer Gedichtsanalyse das Metrum bestimmen sollen.

Was die Aussprache der Silben selbst betrifft, lässt sich dabei eine bestimmte Klangabfolge oder „Sonorität" feststellen. In der Regel verfügt der erste Sprachlaut einer Silbe über einen geringeren Klanganteil. Dieser steigert sich bis zum Silbenkern und nimmt danach wieder ab (Weinrich und Zehner 2008, S. 8). Das bedeutet, dass wir den „Kernlaut" oder das „Kernphonem" der Silbe auditiv am besten wahrnehmen. Problematischer verhält es sich mit den Phonemen an den Silbenrändern – nicht nur wegen ihres geringeren Klanganteils, sondern weil sie darüber hinaus in der Aussprache zudem noch mit dem Kernlaut verschmelzen.

Nehmen wir als Beispiele die Aussprache bestimmter Konsonanten des Alphabets: *be, ce, de, ge, te, ha, ka.* Wir sprechen sie als „offene Silben". Der Vokal wird als zweiter Lautbuchstabe „lang" gesprochen; er bildet den Silbenkern. Deshalb ist sein Klanganteil höher als der des vorstehenden Konsonanten. Der erste weniger gut wahrnehmbare Sprachlaut ist jedoch maßgeblich für den Konsonantenbuchstaben. Das kann Schüler mit phonemischen Schwächen in hohem Maße verwirren. Was sie besser wahrnehmen und woran sie daher oftmals festhalten, ist der Klang des Vokals. Umgekehrt bildet der Konsonant den Silbenkern und dominiert den Sprachklang, wenn er bei geschlossenen Silben an zweiter Stelle steht: *ef, el, em, en, er, es*. Der kurze Vokal ist schlechter wahrnehmbar. Doch auch dieser Sachverhalt ist für phonologisch unsichere Schüler nicht wirklich hilfreich. Das erklärt auch, warum Grundschüler die Konsonanten lautieren und nicht wie im Alphabet aussprechen sollten. Dem größeren Teil der Schüler ist es glücklicherweise problemlos möglich, Sprachlaute sehr gut wahrzunehmen und phonematisch zu differenzieren. Sie haben daher mit der alphabetischen Aussprache keine Schwierigkeiten.

Empirische Untersuchungen haben bewiesen, dass die spezifischen Silbenklänge der eigenen Muttersprache bereits von Säuglingen in der zweiten Hälfte des ersten Lebensjahres erkannt und von anderen Sprachen unterschieden werden (Szagun 2010, S. 57). Wir können davon ausgehen, dass sich diese Erkennungsmerkmale bei Schülern mit fehlender phonologischer Bewusstheit vermutlich nicht früh genug und nicht nachhaltig sensorisch verankern konnten.

Sowohl beim Schreiben als auch beim Lesen sind wir jedoch in hohem Maße darauf angewiesen, möglichst schnell Silben zu erfassen; das erledigt in der Regel unser phonologisches Arbeitsgedächtnis. Wenn wir laut vorlesen wollen, sind wir gezwungen, geschriebene Wörter zu untergliedern, um ihre Silben richtig betonen zu können. In umgekehrter Weise müssen wir gesprochene Sprache in grammatikalisch korrekte Sätze untergliedern, die Wörter in Silben und Laute segmentieren, um sie schreiben zu können. Bewusst wird uns das besonders bei langen Wortstrukturen oder bei Wörtern, die wir noch nicht oft gehört haben.

Zunächst war es das Silbenklatschen, später das Silbenschwingen, das – zusammen mit dem Silbensprechen – schon sehr lange im Unterricht der Grundschulen praktiziert wird. Diese Methoden gelten als wichtig, um den Schülern Rhythmus und Phonotaktik unserer Sprache nahezubringen, um damit ihr Lesen und Schreiben zu festigen. Besonders das Silbenschwingen, zuweilen auch mit Hüpfen und großräumigen Bewegungen verbunden, gilt mittlerweile als grundlegende Methode zur Stabilisierung der Artikulation und Verbesserung der phonologischen Bewusstheit.

Die Bewegung gilt als Motor der Sprache. Motorik und Sprache entwickeln sich beim Kleinkind nicht nur parallel, sie sind auch cerebral miteinander gekoppelt. Aus dieser Perspektive wäre es von großer Wichtigkeit, Kinder frühestmöglich, im Kindergarten oder spätestens in der Vorschule, mit diesen Methoden der rhythmischen Durchgliederung von Sprache vertraut zu machen. Beim Sprechen oder Singen rhythmisch klatschen, hüpfen und springen bereitet nicht nur großen Spaß, sondern vermittelt auch wichtige sensorische Basiskompetenzen. Diese Methoden helfen Schülern mit fehlender phonologischer Bewusstheit, ihre instabilen sensorischen Wahrnehmungen für Sprachrhythmus und -betonung zu verbessern und können damit auch zu einer Stabilisierung des Lesens und Schreibens beitragen.

Ob diese Methoden allerdings ausreichen, um zu einer genaueren Wahrnehmung der Phonotaktik und damit zu einem genaueren Erfassen subjektiv schwieriger Lautabfolgen in Silben und Wörtern beizutragen, bleibt fraglich. Denn wenn Schüler beim Silbenklang nur den Silbenkern erfassen, aber nicht die umgebenden Laute, kann dies nicht zu einer verbesserten Schreibgenauigkeit führen. Der Schüler Jannik war durch die Schule mit dem Silbenschwingen vertraut. Als Hausaufgabe für die Schule sollte er längere Wortstrukturen trennen:

*Ritterburg*, *Pferdekoppel* und *Regenwetter*

Alle Wörter enthielten Doppelkonsonanten. Um diese zu erfassen, wäre es wichtig gewesen, bei *Rit-ter, Kop-pel* und *Wet-ter* nach der ersten Silbe auszuatmen, um damit die Hemmstelle des Konsonanten zu lösen, danach wieder einzuatmen und weiter zu sprechen. Das gelang Jannik nicht. Er war vordergründig auf das Schwingen fixiert und wirkte dabei angespannt. Weil ihm das zergliederte Sprechen schwerfiel, traute er sich kaum zu atmen. Augenscheinlich konzentrierte er sich auf den Silbenrhythmus und damit lediglich auf den Silbenkern. Er artikulierte ungenau, verharrte auf dem Konsonantenverschluss und trennte: *Fer-de-ko-pl.* Danach forderte ich ihn auf, nicht mehr zu schwingen, sich entspannt hinzusetzen und die Silben langsam in die Hand zu sprechen. Jetzt konnte er die Atmung korrigieren, den Doppelkonsonanten und andere komplexere Lautabfolgen wie den Doppelanlaut „*Pf*" besser erfassen.

Auf das Silbenschwingen sollten wir trotzdem nicht verzichten. Allerdings muss klar werden, dass wir damit zwar die Silbenuntergliederung der Wortstrukturen, aber weniger die Lautabfolge in den Silben bewusst machen können. Effizienter ist es, wenn wir das Silbenschwingen im Anschluss mit einem „verlangsamten Silbensprechen auf die Hand" kombinieren. Mit der genaueren Artikulation der Silben können wir die phonetische und phonologische Bewusstheit festigen und damit Schüler auch für die Schreibgenauigkeit sensibilisieren.

Eine weitere Schwierigkeit beim Silbentrennen oder Silbenschwingen kann beim Erlesen längerer Wortstrukturen auftreten. Jannik sollte als Hausaufgabe für die Schule auf einem Arbeitsblatt mehrsilbige Wörter trennen, die er zuvor lesen musste. Weil er die Silbentrennung allein nicht schaffte, bat er mich, ihm zu helfen. Ich schrieb ihm die Namen der Begriffe mit vergrößerter Schrift auf den Computerbildschirm:

*Gänseblümchen*                            *Maiglöckchen*

*Osterglocken*                             *Anemonen*

Jannik hatte Schwierigkeiten beim Erlesen der Wörter. Danach konzentrierte er sich stark auf die Wortbilder und mühte sich vergeblich mit der Trennung ab. Bei sämtlichen Begriffen schwang er nur zweimal, weil sich ihm der Wortrhythmus nicht erschloss. Er trennte:

*Gän-se-blüm-chen*          *in*          *Gänse-blümchen*

*Mai-glöck-chen*          *in*          *Mai-glöckchen*

Das Gleiche passierte mit den anderen Begriffen. Sprachklänge waren für Jannik – wie auch für andere Schüler mit eingeschränkter phonologischer Bewusstheit – ganzheitliche Klänge, untrennbar an ihre Wortinhalte gebunden. Ich bat ihn daraufhin, sich nicht mehr auf die geschriebenen Wörter zu konzentrieren, sondern sich vom Computer wegzudrehen. Als wir danach gemeinsam die Wörter beim Aussprechen mitklatschten, erschloss sich ihm die Silbendurchgliederung. Jetzt trat die Aussprache in den Vordergrund und die Bedeutung der Wörter in den Hintergrund. Er konzentrierte sich mehr auf den Rhythmus. Im Anschluss konnte er die schriftliche Trennung als Hausaufgabe halbwegs bewältigen.

Wenn der Unterricht darauf abzielt, mithilfe phonologischer Übungsmethoden das Schreiben und Lesen zu festigen, dürfen wir allerdings den Lernprozess nicht von hinten nach vorne aufrollen: Wir können Schüler mit Lese-Rechtschreib-Störungen nicht mit schwierigen Wortstrukturen konfrontieren, die sie zunächst mit Mühe erlesen müssen, um sich danach die Phonotaktik – die eigentliche Basiskompetenz für das Lesen und Schreiben – mühsam anzueignen. Ein solches Vorgehen ist kontraproduktiv! Ähnlich kritisch bewerte ich ein Erlesen und Zergliedern von „Bandwurmsätzen", das Schülern mit visuellen oder phonologischen Wahrnehmungsstörungen besonders helfen soll:

*tomschwätztewährenddesunterrichtsundstörtedamitdieanderen*

Für Schüler mit stabilen Wahrnehmungsfunktionen mögen derartige Aufgabenstellungen sogar motivierend sein, für Schüler mit phonologischen oder visuellen Defiziten bedeuten sie ein demotivierendes, erfolgloses Abmühen ohne wesentliche Lernzuwächse. Was den Schülern hilft, sind – wie in Jakobsons Lerntheorie festgehalten – Lernschritte vom Einfachen zu Komplexen. Zunächst sollte man beim Trennen mit kürzeren Wörtern und klar zu erfassenden Lautkontrasten beginnen. Erst wenn diese einfachen Durchgliederungen nachvollzogen werden, können wir zu längeren Wortstrukturen mit komplexeren Lautabfolgen übergehen.

Durch Silbenschwingen und durch ein langsames Silbensprechen sollen die Schüler zuerst in der Lage versetzt werden, ein- und zweisilbige Wörter sowohl rhythmisch als auch artikulatorisch genauer zu erfassen. Erst wenn ihnen die Silbenstrukturen dieser kürzeren Wörter bewusst sind, lässt sich die Trennung auch schriftlich bewältigen und auf mehrsilbige Wörter ausdehnen.

Diese Lernprozesse können mit spielerischen Übungen schon in Vorschulklassen eingeleitet werden. Sie setzen voraus, dass die Schüler vorher mit dem Handsprechen vertraut gemacht worden sind. Dazu sollten sich die Beteiligten gegenüber oder in einen Kreis setzen und keine „angespannte", sondern eine lockere und „entspannte" Haltung einnehmen.

**Silbentrennung und Lautabfolgen erfassen**

Lernschritt 1: Silbentrennung demonstrieren

Der Förderlehrer demonstriert zuerst selbst an einem „Bei-spiel" die Trennung: Zunächst spricht er das Wort ohne Trennung aus, danach demonstriert er das Silbenschwingen zusammen mit dem Silbensprechen. Im Anschluss spricht er die Silben des Wortes langsam und deutlich in die Hand.

Lernschritt 2: Gemeinsame Trennübungen

Die Beteiligten üben jetzt gemeinsam. Der Förderlehrer spricht ein Wort vor. Die Schüler sprechen das Wort danach „unisono", zusammen ohne Trennung nach, um sich zuerst mit dem Klang vertraut zu machen. Dann erfolgt ein gemeinsames Silbenschwingen und Silbensprechen. Im Anschluss sprechen alle die Wortsilben langsam in die Hand. Die Übung sollte mit 7–10 Wörtern vertieft werden.

Lernschritt 3: Eigenständiges Trennen

Der Förderlehrer ermutigt jetzt einzelne Schüler, die Übung selbstständig vor den anderen zu demonstrieren. Schüler, denen das Silbentrennen erkennbare Probleme bereitet hat, sollten bereits geübte Wörter wiederholen dürfen, aber auf Wunsch auch neue bekommen. Gefestigteren Schülern werden neue Wörter vorgesprochen, die sie trennen. Nach dem erfolgten Handsprechen fordert der Förderlehrer die Schüler auf, die Laute der ersten, zweiten oder einer nachfolgenden Silbe ihres gesprochenen Wortes zu benennen. Für jede richtig analysierte Lautabfolge – oder für jeden richtig benannten Laut – erhalten sie Punkte.

Bei dieser wie bei anderen Übungen gilt: Ein einmaliges Üben bringt noch keinen dauerhaften Lernerfolg. Im Förderunterricht sind mehrmalige Wiederholungen notwendig, um eine nachhaltige Bewusstheit über die phonologische Gliederung unserer Sprache herbeizuführen. Erst danach können wir die Schüler auffordern, als häusliche Übungen unterschiedliche Wörter auf Arbeitsblättern zu erlesen und diese schriftlich zu trennen.

Die schriftliche Trennung wird für Schüler mit phonologischen Defiziten umso schwieriger, je komplexer die Wortstrukturen und darin enthaltene Lautabfolgen sind. Bekanntlich sind unsere Orthografie-Regeln außerordentlich komplex und folgen auch bei der Trennung zuweilen willkürlichen Festlegungen. Komplizierter wird es, wenn beispielsweise bei Wörtern mit *„ck"* – *ba-cken, le-cken, stri-cken* – die nach der Rechtschreibreform geänderte Trennung mit dem verinnerlichten Sprachrhythmus nicht mehr einhergeht. Diese schwierigen Regeln unserer Orthografie können wir jedoch erst dann vermitteln, wenn Schüler über die phonotaktischen Basiskompetenzen verfügen.

Die bei der Silbentrennung in Schule und Förderunterricht vorwiegend praktizierten und im Vorhergehenden dargestellten Methoden haben vornehmlich analytisch-kognitiven Charakter. Die Schüler lernen, bei vorgegebenen Wortstrukturen die Silben zu bestimmen. Doch beim eigenen freien und kreativen Schreiben müssen Schüler unterschiedliche Wortstrukturen und damit auch die zugrunde liegenden Lautabfolgen und Silben selbst schriftlich produzieren. Deshalb sollten wir insbesondere Schülern mit instabiler phonologischer Bewusstheit Möglichkeiten eröffnen, nicht nur analytisch, sondern auch konstruktiv mit Silben und der Phonotaktik unserer Sprache umzugehen.

## Silben und Pseudowörter konstruieren

Bei der Anbahnung des Lesens und Schreibens von Schulanfängern stehen, wie bereits erwähnt, nicht phonologische Aspekte, sondern die Bildung von bedeutungstragenden Morphemen im Vordergrund. Weil in der deutschen Sprache nur wenige Wörter durch kurze Silben mit deutlich wahrnehmbaren

Lautkontrasten gebildet werden, wie beispielsweise *da, ab, am, im,* finden diese kaum Beachtung.

Wenn wir jedoch den Spracherwerbsprozess junger Kinder betrachten, müssen wir Silben bei der Sprechbildung im ersten und zweiten Lebensjahr eine herausragende Bedeutung beimessen. Neben den grammatikalischen und semantischen Strukturen bilden Silben zunächst die phonetisch-phonologische Basis der unterschiedlichen Sprachen. Babys produzieren unentwegt Silben und Silbenverdopplungen, bevor sie ihre ersten Wörter sprechen. Bei der Schriftsprache stellen Silben die morphologische Basis, die kleinsten morphologischen Einheiten dar, die wir zu Bildung längerer und komplexerer Wortstrukturen benötigen.

Jakobson konnte herausfinden, dass Kleinkinder ihre Sprache auf der Basis einfacher vorgelagerter Lautkontraste von vorne nach hinten zu komplexeren Lautabfolgen weiterentwickeln und schließlich beim Einsetzen des kognitiven Sprachgebrauch im zweiten Lebensjahr zu bedeutungstragenden Wörtern übergehen. Der Entwicklung der Schriftsprache werden andere Theorien zugrunde gelegt. Dennoch suchen wir seit langem nach Möglichkeiten, Schülern mit starken Lese-Rechtschreib-Störungen besser und effizienter helfen zu können. Daher scheint mir nicht nur die bloße Silbenanalyse, sondern die eigenständige Konstruktion von Silben, Silbenverdopplungen und Pseudowörtern in Anlehnung an die Sprachentwicklung junger Kinder in hohem Maße geeignet, das Lesen und Schreiben besonders bei Schülern mit massiven Lese- und Rechtschreibstörungen anzubahnen und weiterzuentwickeln (Brehm 2014, S. 179 f.).

In meinem Ursprungswerk geht es unter anderem um den Therapieverlauf eines Schülers, der trotz einer Hochbegabung im räumlich-mathematischen Bereich im dritten Grundschuljahr weder lesen noch schreiben konnte. Sprachlaute und deren Assimilation zu erfassen, gestaltete sich aufgrund seiner starken Wahrnehmungsstörung als äußerst schwierig. Was ihm und anderen Schülern half, waren zunächst Sprech- und Schreibübungen auf der Basis von Silben mit gut wahrzunehmenden Lautkontrasten. Darüber hinaus war es ihm am Anfang nicht möglich, Laute oder Buchstaben umzukehren, die Silbe „*ma*" in die Silbe „*am*" umzuändern. Denn wie er die Umstellung der Buchstaben bewerkstelligen sollte, war ihn weder phonetisch noch phonologisch klar. Auch dabei ergeben sich Parallelen zu Jakobsons Theorie, die davon ausgeht, dass Säuglinge bei der spontanen Bildung ihrer ersten Silben eher Konsonanten und nicht Vokale als Initiallaute benutzen. Bei bestimmten Schülern mit fehlender phonologischer Bewusstheit ist festzustellen, dass sie bei der Anbahnung des Lesens und Schreibens mit Anlautkonsonanten am Anfang besser umgehen können, weil sie diese vermutlich klarer wahrnehmen als Vokale (Brehm 2014, S. 180 f.).

Die im Folgenden dargestellten Übungen eignen sich deshalb besonders für diejenigen Schüler, denen die Synthese von Buchstaben am Anfang offenbar nur mit Mühe gelingt. Dennoch dürfte es auch Erstklässlern mit stabiler phonologischer Bewusstheit Spaß bereiten, auf einer phonologischen Basis das Lesen und Schreiben zu erlernen, wie in den nachfolgenden Übungssequenzen erläutert.

Für die Übungen können Holzbuchstaben verwendet werden, aber auch von den Schülern selbst beschriftete und ausgeschnittene Buchstabenplättchen aus Pappe oder anderen Materialien. Begonnen werden sollte mit Kleinbuchstaben. Wählen Sie zunächst drei bis vier vorgelagerte Konsonanten- und maximal drei Vokalbuchstaben aus. Vorgeschlagen werden *m, l, t, b* zusammen mit *a, i, o*. Jeder Buchstabe sollte mindestens zweimal vorhanden sein. Die zum Einsatz kommenden Buchstaben sollten durch Lautieren vorher gefestigt worden sein und zweifelsfrei dem Sprachlaut zugeordnet werden können. Fühlen sich Schüler dabei noch unsicher, werden zuerst vorstehende Lautierübungen empfohlen.

**Mit Lautkontrasten Silben und Wörter bilden**
Lernschritt 1: Assimilationsprozesse nachvollziehen

Der Förderlehrer kündigt an: „Wir wollen jetzt herausfinden, was mit unserem Sprechen geschieht, wenn wir zwei Buchstaben miteinander verbinden. Ich mache es euch einmal vor. Ich nehme zwei Buchstaben, *m* und *a*, die ich zuerst weiter auseinanderlege und dann zusammenfüge. Dabei spreche ich." Der Förderlehrer beginnt zu summen und bewegt das *m* langsam auf das *a* zu; sobald die Buchstaben zusammentreffen, geht er in ein lang gezogenes *„maaaa"* über. Die Schüler werden aufgefordert, die Übung mehrmals nachzumachen.

Lernschritt 2: Lautvarianten bilden

Wir haben jetzt eine Silbe gebildet, die aus zwei Lautbuchstaben besteht. Wie hört sich die Silbe an, wenn wir sie nicht ganz langsam artikulieren, sondern sie ganz normal aussprechen? Bitte sprecht die Silbe in die Hand und schreibt sie danach in die Luft. – Wird die Lautassimilation der ersten Silbe klar nachvollzogen, können weitere Silben gebildet werden: Wie heißt unsere Silbe, wenn wir anstelle des Buchstabens *a* den Buchstaben *i* oder *o* verwenden? – Es folgt ein identisches Vorgehen wie bei der vorhergehenden Silbe!

Lernschritt 3: Handsprechen und Schreiben

Es folgt die Vertiefung durch wiederholte kurze Übungssequenzen von maximal 15 min. von Handsprechen und Schreiben der Silben, wie bereits bei den Lautierübungen dargestellt: An zwei Tagen jede Silbe zuerst in die Hand sprechen und danach auf ein vorgesehenes Blatt schreiben, ca. 30 mal, am besten mit einem bunten Stift. Verschiedene Silben sollten sich auch farblich unterscheiden!

Lernschritt 4: Silben erweitern

Beginnend mit der Silbenkonstruktion auf der Basis gut wahrzunehmender Lautkontraste können wir die Silbenvarianten zunächst mit den ausgewählten Lautbuchstaben spielerisch erweitern. Diese Erweiterungen sollten sich wiederum vom Einfachen zum Komplexen, von grundlegenden zu erweiterten Lautkontrasten bewegen. In Anlehnung an die Sprachentwicklung junger Kinder sollten zuerst offene Silben und Silbenverdopplungen geübt werden, die auch im phonetisch-phonologischen Entwicklungsprozess der gesprochenen Sprache eine Rolle spielen. Danach gehen wir zu „Pseudowörtern" und Namen über. Im Anschluss sollte es möglich werden, bedeutungstragende Wörter mit komplexeren Lautabfolgen zu bilden (vgl. Brehm 2014, S. 183).

| *Grundlegende Lautkontraste* | | |
|---|---|---|
| *La* | *Li* | *Lo* |
| *Lala* | *Lili* | *Lolo* |
| *Lilo* | *Lola* | *Lali* |
| *Erweiterte Lautkontraste* | | |
| *La* | *Ti* | *Mo* |
| *Ali* | *Oma* | *Ito* |
| *Tilo* | *Mati* | *Lomi* |

Beim didaktisch-methodischen Vorgehen müssen wir berücksichtigen: Je stärker die phonologischen Wahrnehmungsdefizite und ihre Auswirkungen auf die Anbahnung des Lesens und Schreibens sind, umso langsamer müssen wir voranschreiten und umso nachhaltiger sollte sich das Üben der einzelnen Silben und

Wörter gestalten. Dabei machte ich die Erfahrung, dass wir als Eltern, Förderlehrer und Therapeuten darauf achten müssen, ob es allen Schülern möglich ist, die Assimilation der Sprachlaute und damit die Synthese der Buchstaben nicht nur klar nachzuvollziehen, sondern sich diese auch langfristig einzuprägen.

Den meisten Schülern macht das spielerische Zusammensetzen der unterschiedlichen Buchstaben zu Silbenverdopplungen und Pseudowörtern in Kombination mit dem Handsprechen nicht nur Spaß, sondern fördert in hohem Maße die Herausbildung der phonologischen Bewusstheit. Die sich anschließenden Schreib- und Sprechübungen sorgen dafür, dass sich diese komplexen Basisprozesse zunehmend im Gehirn manifestieren.

Ziel der dargestellten methodischen Übungen ist es, zunächst mit einer begrenzten Anzahl vorgelagerter Konsonantenbuchstaben und damit kontrastierender Vokale sowohl die auditive Eigenwahrnehmung als auch die taktil-kinästhetische Wahrnehmung zu festigen. Durch die konstruktive Bildung kontrastierender Silben, Silbenverdopplungen und Pseudowörter erlangen die Schüler einerseits Bewusstheit über die Funktionen ihres Sprechapparates, andererseits machen sie grundlegende Erfahrungen mit der phonologischen Sprachbildung. Sie lernen, dass Silben und Wörter keine diffusen, untrennbaren Sprachklänge darstellen, sondern ein Zusammenspiel von Sprachlauten und Silben bedeuten. Wie bereits bei der Laut-Buchstabenzuordnung erläutert, fungieren anschließende Schreibübung zusammen mit dem Handsprechen als unverzichtbare Stabilisatoren für die sensorische Integration und langfristige Merkfähigkeit.

Erfahrungsgemäß müssen wir nicht mit sämtlichen Lautgruppen unseres Alphabets derartig umfassende Übungen gestalten. Ich empfehle ein ähnliches Vorgehen lediglich mit denjenigen Sprachlauten/Buchstaben oder Buchstabenkombinationen, die einzelnen Schülern erkennbare Probleme bereiten. Bei den meisten Schülern gelang es mir, mit den vorgelagerten Sprachlauten die Analyse und Synthese von Buchstaben und Silben zu festigen und damit das Lesen und Schreiben nachhaltiger anzubahnen. Um jedoch auf diesen Basiskompetenzen aufzubauen und den Schülern unsere komplexe Orthografie näherzubringen, bedarf es vielfältiger und fortschreitender methodisch-didaktischer Maßnahmen, die Grundschullehrern während ihrer Ausbildung vermittelt werden.

## 3.5    Das Abschreiben effizienter gestalten

Dass Abschreiben „erwünscht" ist, dass sich Schreiben durch Schreiben manifestiert, das Lesen stabilisiert, Grammatik und Satzbau festigt und damit den Schriftspracherwerb insgesamt voranbringt, daran gibt es wissenschaftlich keine

Zweifel. Doch gerade das Abschreiben kann beides bewirken: Lernzuwachs und Lernstillstand, Motivation und Abneigung.

Als ich in den achtziger Jahren das erste Mal als Praktikantin in Bonn in einer klinischen Einrichtung für sprachbehinderte Kinder und Jugendliche mit einer Gruppe legasthener Jungen arbeitete, wurden mir zwei Dinge nahegelegt: Die Schüler Texte abschreiben zu lassen und mit einzelnen ein „Unisono-Lesen" oder „Tandemlesen" zu praktizieren. Schon damals wurde klar, dass manche gar nicht in der Lage waren, sich Wörter als Ganzes oder Satzteile mit kurzen Wortabfolgen visuell einzuprägen und schriftlich wiederzugeben. Sie „malten" jedes Wort ab; manche mussten sich Buchstabe für Buchstabe einzeln vornehmen, was sich besonders mühsam gestaltete

In gleicher Weise praktizierte Antonio (Name geändert), den ich erst vor einigen Monaten kennenlernte, sein Abschreiben. Er besucht die vierte Klasse einer Sprachheilschule. Obwohl er über durchschnittliche Intelligenz verfügt, ist es seinen Lehrern nicht möglich gewesen, dem Schüler das Lesen und Schreiben mit schulischen Methoden zu vermitteln. Als ich das Abschreiben des Jungen das erste Mal beobachtete, war es ihm deutlich anzumerken, dass es ihn anstrengte und demotivierte. Weil er auch nicht lesen konnte, hatte jedoch das weitgehende „Abmalen" von Texten nahezu während der gesamten bisherigen Grundschulzeit zu seinen Hauptübungen im Unterricht und zu Hause gehört. Abschreiben sei schrecklich, sagte er mir. Deshalb musste ich ihn bei der therapeutischen Arbeit nicht zum sinnlosen Abmalen, sondern zum sinnvollen Abschreiben neu motivieren.

Das Leitmotiv für ein effizientes Abschreiben, aber auch für alle anderen Übungen sollte lauten: „Qualität vor Quantität!" Denn das Abschreiben oder Abmalen der Wörter oder langer, für die Schüler unübersichtlicher und wenig verständlicher Texte wird vermutlich kaum Lernerfolge hervorrufen. Ein effizientes Abschreiben setzt voraus, dass die abzuschreibenden Wörter, Sätze oder Texte inhaltlich erfasst und daher vorher sinnhaft erlesen werde konnten. Auch dabei gilt ein Fortschreiten vom Einfachen zum Komplexen. Nur wenn wir sicherstellen, dass zuerst Wörter und kürzere Sätze mit unterschiedlichen Wort- und Satzstrukturen sinnhaft erlesen und abgeschrieben werden konnten, sollten wir zu komplexeren Texten übergehen. Vorgeschlagen werden zuerst einfachere und kürzere Texte mit 20 bis 50 Wörtern, danach längere Texte mit 50 bis maximal 100 Wörtern. Ein „geübter Abschreiber" benötigt im vierten Schuljahr erfahrungsgemäß für 100 Wörter 10 bis 12 min. Zeit, ein ungeübter Schüler mit Lese- und Rechtschreibschwierigkeiten braucht mehr Zeit.

Die Auswahl der Wörter, Sätze oder Texte kann sich grundsätzlich an den Lerninhalten und dem Lernmaterial für die einzelnen Schuljahre orientieren. Doch dieses ist eine Kann-Option! Nicht gedient ist damit denjenigen Schülern, die bei der schulischen Förderungen auf der Strecke geblieben sind und mit aktuellen, für ihr Schuljahr angemessenen Texten aufgrund ihrer Lese-Rechtschreib-Störungen überfordert sind. Deshalb müssen sowohl Auswahl und Inhalt von abzuschreibenden Texten als auch die Anzahl der Wörter gut überlegt sein.

Auch für Abschreibübungen gelten die drei „k": Übe kurz, klar und kontinuierlich! Lieber häufiger ein kurzes „Abschreibtraining" durchführen, als ein quälend langes Abschreiben praktizieren lassen. Eine Abschreibübung sollte deshalb 15–20 Min nicht überschreiten. Bei Rechtshändern sollte der abzuschreibende Text links vom Heft liegen, bei Linkshändern ist es umgekehrt. Um keine Zeilen zu überspringen und die Sätze besser zu erfassen, sollte bei der Abschrift eine bunte Markierung unter die Zeilen gelegt werden, ein Lineal, ein selbst gebastelter Pfeil oder lediglich ein bunter Papierstreifen. Darüber hinaus sollten eine Uhr und ein Textmarker vorhanden sein.

**Texte sinnvoll und bewusst abschreiben**

Lernschritt 1: Text lesen

Anweisung: „Lies bitte zuerst den ganzen Text laut oder flüstere ihn, bevor du mit der Abschrift beginnst. Wenn du möchtest, darfst du Wörter, die du beim Lesen schwierig findest, mit dem Textmarker bunt machen."

Lernschritt 2. Text abschreiben

Anweisung: „Schreibe jetzt den Text ab. Flüstere beim Abschreiben die Wörter mit! Notiere dir die Uhrzeit am Anfang und am Ende deiner Abschrift. Schreibe gut leserlich, denn alle Wörter, die nicht lesbar sind, gelten als Fehlerwörter. Für jede deiner geschrieben Zeilen, die fehlerlos bleiben, bekommst du einen Punkt. Am Schluss addieren wir alle Punkte zusammen. Ich bin gespannt, wie viele du erreichen wirst!"

Lernschritt 3. Text kontrollieren

Nach Lernschritt 2 sollte die Abschrift entweder durch die Eltern kontrolliert oder gemeinsam nachgelesen werden. – Ganz wichtig: Fehlerwörter dabei bunt markieren!

> Lernschritt 4: Fehlerwörter verbessern
>
> Jedes Fehlerwort sollte möglichst mit einem bunten Filzstift zweimal verbessert werden – einmal mit getrennten Silben und danach im Wortganzen verbessern; klein geschriebene Nomen mit Artikel *der, die, das* verbessern.

Diese Übungssequenzen sind sowohl für Schüler mit phonologischen Defiziten als auch für Schüler mit visuellen Wahrnehmungsstörungen sinnvoll. Das laute Lesen oder Flüstern des Textes macht vorab mit dem Inhalt vertraut und stabilisiert die auditive und phonologische Eigenwahrnehmung. Das Flüstern beim Abschreiben stabilisiert die Phonologie und verhilft zur besseren Konzentration. Den Zeitfaktor dabei einzubringen, kann eine zusätzliche Motivation und Stimulation besonders für Schüler mit Konzentrationsproblemen bedeuten. Schüler mit größeren Rechtschreibschwierigkeiten dürfen sich dadurch jedoch keinesfalls unter Zeitdruck fühlen; ansonsten muss die Angabe der Uhrzeit entfallen.

Die Punktevergabe ist die unverzichtbare Belohnung. Sie vorher anzukündigen, ist ein weiterer Verstärker für eine bessere Konzentration bei der Abschrift. Mit dem vierten Übungsschritt, der Verbesserung, lernen die Schüler, bewusster mit Fehlerwörtern umzugehen und diese phonologisch und visuell zu durchgliedern. Für nur geringen Lernzuwachs sorgen Abschreibübungen, die danach niemals nachgelesen, kontrolliert und verbessert werden. Wenn wir Schüler zu einem bewussteren Schreiben führen wollen, können wir darauf nicht verzichten.

## 3.6    Mit Kurzdiktaten die Rechtschreibfehler bekämpfen

Das vorherige Üben langer Schuldiktate sei für legasthene Schüler wenig hilfreich und werde am Ende zu nichts führen, ist auch die Meinung von Wissenschaftlern. Was für das Abschreiben gilt, gilt auch für Diktate: Je länger und unübersichtlicher die Texte sind, desto quälender und nutzloser sind die Vorübungen und umso geringer ist der Lernerfolg. Die Überlegungen können allerdings nicht dazu führen, dass wir auf Diktate generell verzichten und uns lediglich auf Abschreibübungen beschränken sollten.

Die Lösung liegt meines Erachtens in „Kurzdiktaten", wie sie schon länger in verschiedenen Publikationen von Schulbuchverlagen angeboten werden. Aber auch längere Texte können wir in der Regel ohne Schwierigkeiten kürzen.

Kurzdiktate eignen sich am besten als häusliche Übungen. Auch das Diktieren in den Computer ist in hohem Maße geeignet, sofern die Schüler schon gut damit umgehen können. Wenn es Eltern möglich machen, dreimal in der Woche Diktatübungen von maximal 20 min. mit ihren Kindern durchzuführen, schaffen sie die Bedingungen für einen optimalen Lernzuwachs. Dieser ist mit hoher Wahrscheinlichkeit weitaus geringer, wenn sich Mütter oder Väter nur einmal in der Woche eine ganze Stunde auf das Diktieren längerer Texte beschränken. „Übe lange und lustlos langweilige Arbeitsblätter und Texte", bringt keinen Lernerfolg.

Das Gleiche gilt für den Unterricht: Wenn es Deutschlehrer einrichten, in ihre Unterrichtseinheiten regelmäßig und kontinuierlich kurze Übungssequenzen mit nur sehr wenigen Diktatsätzen einzubauen – und wenn sie es dabei schaffen, Schüler zu einem bewussteren Umgang mit subjektiv schwierigen Wortstrukturen und zur bewussteren Fehlerselbstkontrolle hinzuführen, stabilisieren sie meines Erachtens damit weitaus mehr die Orthografie ihrer Schüler als in dafür aufwendig konzipierten Unterrichtseinheiten.

Für Kurzdiktate sind zwei bis vier Diktatsätze völlig ausreichend, wobei zuerst maximal zwei Sätze nacheinander diktiert und korrigiert werden sollten. Erst nach der Fehlerkorrektur können wir weitere Sätze diktieren. Damit werden den Schülern ihre Rechtschreibfehler sofort bewusst und es verhindert, dass diese sich unkontrolliert fortsetzen oder als Falschschreibungen im Gedächtnis verankern.

Auch hierbei fungiert die Vergabe von Punkten sowohl als Motivation für die Diktatübung und als Verstärker für das bei vielen Schülern instabile Selbstwertgefühl. Abhängig von der Länge des Satzes und der leichteren oder schwierigeren Wortstrukturen empfehle ich deshalb, mindestens 3 Punkte für lediglich kurze Sätze, sowie maximal 6 Punkte für längere Satzgefüge zu vergeben. Im Durchschnitt sollten für jeden Satz 4 Punkte erreicht werden können. Die gleich am Anfang gegebene Erklärung dabei lautet: „Für jeden deiner Sätze kannst du vier Punkte erzielen, wenn du keine Fehler machst. Für jedes Fehlerwort bekommst du allerdings einen Punkt abgezogen. Zum Schluss werden wir deine Punkte addieren." – Für die Schüler bedeutet das, bei diesem Diktat am Ende in der Regel keine negativen Ergebnisse vorgehalten zu bekommen, meistens sind es positive: „Toll, du hast 6 Punkte erhalten", motiviert zum Weiterüben. „Du hast 6 Fehler gemacht", ist weniger motivierend. Naturgemäß müssen wir bei Diktatübungen denjenigen Schülern, die sehr massive Rechtschreibprobleme haben, stärkere Hilfestellungen geben als anderen. Dafür schlage ich nachfolgende Lernschritte vor:

**Diktieren und Fehler verbessern**
Lernschritt 1: Vorübung

Schülern mit starken Rechtschreibschwierigkeiten sollten zuerst die Diktatsätze zum Lesen vorgelegt werden. Die Anweisung lautet: „Lies die Sätze zunächst laut oder flüstere sie. Markiere alle Wörter bunt, die du als schwierig empfindest. Trenne die markierten Wörter mit Schrägstrichen in Silben."
– Darüber hinaus sollte den Schülern erlaubt sein, die so gekennzeichneten Wörter vor dem Diktat durch zweimaliges Handsprechen und Abschreiben zu üben, einmal mit Silbentrennung und einmal ohne Silbentrennung.

Lernschritt 2: Diktatübung

Den Schülern werden maximal zwei Sätze ganz vorgelesen und danach einzeln in Satzteilen diktiert. Direkt im Anschluss werden die Sätze gemeinsam gelesen und kontrolliert. Sind Rechtschreibfehler entstanden, sollen diese sofort verbessert werden. – Fehlerkontrolle und Verbesserung ergeben sich aus den nachfolgenden Lernschritten. Erst nach erfolgter Verbesserung der aktuellen Fehler, werden die nächsten beiden Sätze diktiert.

Lernschritt 3: Fehlerselbstkontrolle

Die Anweisung lautet: „Lies deutlich und langsam nach, was du geschrieben hast, flüstere dabei! Schreibe auf, wie hoch du deine Fehler einschätzt. Versuche deine Fehlerwörter selbst herauszufinden." Werden falsch geschriebene Wörter nicht auf Anhieb identifiziert, soll der Satz noch einmal gelesen werden. Erst danach erfolgen Hilfestellungen: „Dein Fehlerwort steht in der ersten/zweiten Reihe. Es ist ein kurzes/längeres, leichtes/schwieriges Wort."

Lernschritt 4: Fehler verbessern

Nachdem das Fehlerwort identifiziert ist, sollte es zwei- bis dreimal verbessert werden: Einmal in die Hand sprechen und mit Silbentrennung verbessern und ein- bis zweimal ohne Silbentrennung schreiben. Bei der Verbesserung von Computerdiktaten wird das Fehlerwort im Computer zunächst fett markiert, danach gemerkt und gelöscht. Anschließend wird das Wort wie oben in die Hand gesprochen und mit getrennten Silben geschrieben. Dann wird es wieder gelöscht und nochmals ohne Trennung geschrieben.

Fehlersuche und Verbesserung gestalten sich oftmals länger als der Diktier-
vorgang selbst. Doch sie sind unverzichtbar, nicht nur für die Stabilisierung
der Rechtschreibung per se. Mit dem Ziel, die Fehler eigenständig herauszufinden, veranlassen wir die Schüler zu einem sachlicheren, aber auch bewussteren
Umgang mit vermeintlich schwierigen Wortstrukturen. Das Signal dabei ist:
Rechtschreibfehler zu machen ist normal, aber du musst sie selbst finden und
verbessern! Besonders Schüler mit Rechtschreibstörungen fühlen sich bei der
Fehlersuche zunächst hilflos. Diese gelingt nur mit genügend Zeit und einer
langsamen Hinführung zur Fehlerselbstkontrolle, ohne die eine dauerhafte Festigung nicht gewährleistet ist. Lehrer nutzen unverbesserte Diktate zur Leistungs-
kontrolle. Doch welchen Nutzen oder welche Lernzuwächse ziehen Schüler aus
schulischen oder häuslichen Diktaten, wenn eine Fehlerkontrolle mangels Zeit
unterbleibt und auf eine nachhaltige Verbesserung gar keinen Wert gelegt wird?

„Wie übe ich am effizientesten für längere Schuldiktate?", ist eine Frage, die
mir Eltern häufiger stellen. Mein Vorschlag: Lassen Sie das gesamte Diktat zuerst
vorlesen und schwierige Wortstrukturen markieren und trennen. Diese bunten
Wörter können zuerst abgeschrieben und danach diktiert werden. Im Anschluss
sollten Sie das längere Diktat unterteilen, sodass Sie an verschiedenen Tagen nur
maximal vier Sätze diktieren und dabei genauso vorgehen, wie in den vorhergehenden Lernschritten dargestellt. Das setzt natürlich voraus, dass Schüler und
Eltern auch die Zeit bekommen, um diese häuslichen Übungen durchzuführen.

## 3.7    Zum Lesen motivieren und es stabilisieren

Wenn wir das Schreiben zusammen mit dem Sprechen sowohl für die Festigung
der Buchstaben-/Lautzuordnung als auch für die Erarbeitung erster Silben- und
Wortstrukturen methodisch gezielt und nachhaltig einsetzen, sollte sich das Lesen
auf dieser sensorischen Basis parallel anbahnen lassen und ganz spontan entwickeln. Dass dafür ganze „Lesenetzwerke" in weitaus komplexeren Hirnbereichen
aktiv werden, als in der Vergangenheit angenommen, haben Neurowissenschaft-
ler inzwischen erforscht (Schulte-Körne 2011). Ebenso gilt als gesichert, dass bei
Legasthenikern bestimmte Hirnareale weniger aktiv sind. Wie beim Schreiben
sind diese neurobiologischen Prozesse auch die Ursachen für die zuweilen gravierenden Lesestörungen von Schülern und Erwachsenen.

Wie motiviere ich Kinder wie Antonio zum Lesen, die mittlerweile eine Aver-
sion dagegen entwickelt haben, weil es ihnen in drei Grundschuljahren noch
nicht gelungen ist, wie ihre Mitschüler zu lesen. Diese Frage beschäftigt nicht

nur Eltern und Lehrer, sondern auch Therapeuten. Zwischenzeitlich hatte Antonio nicht nur das Lesen, sondern auch sich selbst aufgegeben: „Ich bin dumm, ich kann das nicht. Das strengt mich nur an, deshalb will ich nicht mehr lesen!", waren seine Worte.

Kein Schüler und kein Erwachsener, der große Probleme damit hat, wird Lesen ohne Weiteres zu seinem Hobby erklären oder sich gerne mit Texten beschäftigen. Um die Betroffenen zu motivieren, es dennoch in Angriff zu nehmen, helfen Gespräche, die signalisieren: „Ich verstehe deine Schwierigkeiten, aber du bist damit nicht allein. Ich werde dir helfen!" Einen hochbegabten Grundschüler, der ebenfalls bis zum dritten Schuljahr nicht lesen gelernt und Übungen beständig verweigert hatte, konnte ich dazu motivieren, indem ich mich zu seinem „Lesecoach" erklärte. Ich sagte ihm, dass nicht alle Menschen mit dem Super-Lesegen geboren seien und auch Schauspieler oder Nachrichtensprecher während ihrer Ausbildung das Lesen sehr intensiv üben müssten. „Ich werde das Lesen genau so intensiv mit dir üben, wie es angehende Nachrichtensprecher tun. Wenn du möchtest, darfst du auch jedes Mal am Schluss der Übung auf eine Sprachkassette lesen!" Letzteres wollte er auf gar keinen Fall, aber der Schüler bekam damit eine sachlichere Einstellung zu seinen Schwierigkeiten (vgl. Brehm 2014, S. 193 f.).

Die beste Motivation, Lesen nicht aufzugeben, es weiterhin in Angriff zu nehmen, wenn es zuweilen auch große Anstrengungen kostet, ist der eigene Erfolg. Dieser muss schrittweise erkennbar und erlebbar werden. Das setzt zunächst voraus, dass Lesen zusammen mit dem Sprechen und Schreiben von Silben und kürzeren Wortstrukturen grundlegend angebahnt worden ist. Dies kann mit den bereits beschriebenen Übungsgrundlagen geschehen, die Schülern nach der konstruktiven Synthese die Analyse von Silben und Buchstabenanfolgen in längeren Wortstrukturen ermöglicht. Hilfen für den Leseaufbau können ergänzende, spezifisch dafür erstellte Arbeitsblätter mit Silben, Wörtern und kleineren Texten sein. Mittlerweile kennen wir genügend Übungsmaterialien zum Leseaufbau, Erstlesebücher oder Schulfibeln, die von einfachen zu komplexeren Wortstrukturen, von einfachen zu komplexeren Satzgebilden und Texten fortschreiten oder die Wörter schon vorab farbig in Silben untergliedern, wie es beispielsweise in der „Mildenberger-Silbenfibel" (Handt et al. 2010) der Fall ist.

Völlig unzureichend und vermutlich erfolglos wäre es, Schüler mit starken phonologischen Defiziten zu einem lediglich stummen Lesen von Wörtern und Texten anzuhalten. Außerdem ist es am Anfang eines Leselernprozesses wenig hilfreich, Schülern mit massiven Lesestörungen die Kriterien eines „sinnerfassenden Lesens" zu erläutern. Viel wichtiger erscheinen mir zunächst klare phonetische und phonologische Anhaltpunkte, um es in Angriff zu nehmen.

Mein Lesekonzept nenne ich „Einmal ist keinmal!", denn es besteht aus drei wichtigen Übungssequenzen. Es eignet sich sowohl für eine gezielte Leseförderung einzelner Schüler im Förderunterricht oder in der Therapie als auch für häusliche Übungen von Texten zusammen mit den Eltern. Im Mittelpunkt stehen in erster Linie die Festigung der auditiven und phonologischen Fremd- und Eigenwahrnehmung durch ein bewusstes Vor- und Eigenlesen. Gleichzeitig geht es um die Nachhaltigkeit des Übens sowie das Erleben des eigenen Leseerfolgs, sei er am Anfang auch noch so klein und lediglich auf kurze Textabschnitte begrenzt. Deshalb erhalten die Schüler für vier Teilbereiche des Lesens Punkte in einer Skala von 1 bis 10:

1. für das Lesetempo und den Lesefluss,
2. für die Sprech- oder Atempausen,
3. für die Betonung,
4. für ein fehlerfreies Lesen.

Diese Bewertungskriterien eigenen sich auch für die Schule und sollten vorher mit den Schülern besprochen werden. Angestrebt wird ein mittleres Lesetempo, nicht zu langsam und nicht zu schnell. Dabei sollte möglichst flüssig, ohne Stocken gelesen werden. Weil wir nur beim Ausatmen, aber nicht beim Einatmen sprechen können, benötigen wir Sprech- oder Atempausen, beispielsweise bei Kommas und Punkten, um Luft zu holen. Sie ermöglichen uns auch, nachfolgende Wörter kurz in Augenschein zu nehmen und die Betonung zu überlegen. Dass ein schnelles Erfassen der rhythmischen Strukturen von Wörtern bekanntermaßen Schwierigkeiten bereitet, erkennen wir oftmals an einem sehr monotonen Stimmklang beim lauten Vorlesen. Wenn es uns gelingt, Schüler zu einem betonten Lesen zu motivieren, tragen wir in hohem Maße auch zu Festigung der phonologischen Bewusstheit bei.

Beim 4. Punkt, fehlerfreies Lesen, komme ich mit den Schülern überein, dass alle Wörter zwar korrekt gelesen werden sollten, aber es trotzdem „ganz normal" ist Fehler zu machen. Deswegen sollten wir diesen Punkt als untergeordnet betrachten und nicht so streng bewerten. Die Übereinkünfte sollen die Probanden zu einer sachlicheren Einstellung den eigenen Fehlern gegenüber bewegen und ihnen die Versagensängste nehmen. Die Punktevergabe wird allerdings erst am Schluss für ein „wiederholtes Lesen" vorgenommen, dem wichtige Übungsläufe vorausgehen.

Wenn wir den Leselernprozess von Schülern von Anfang an begleiten, sollten wir nach der bereits erwähnten Leseanbahnung mit Silben und Wörtern lediglich mit kurzen Texten von etwa 20 Wörtern beginnen. Diese können wir – abhängig von den Fortschritten des Schülers – allmählich erweitern bis maximal 100 Wörter. Dabei entspricht die Textlänge einem größeren Absatz in einem Buch. Bei Texten über 100 Wörtern empfiehlt sich kein dreimaliges lautes Lesen, es wäre den Schülern nicht zuzumuten.

Viele Schüler verweigern Leseübungen, weil sie Angst davor haben, Fehler zu machen. Manche sind deswegen in ihren Klassen schon ausgelacht oder gehänselt worden. Vor Beginn der Leseübung sollten wir versuchen, ihnen diese Angst zu nehmen. Das kann mit folgender Ermutigung geschehen: „Es ist ganz normal, dass man beim ersten Lesen Fehler macht, wenn man einen Text noch nicht kennt. Deshalb bekommst du auch für das erste Lesen noch keine Punkte. Manche Wörter wirst du aber schon kennen und deshalb besser lesen können; bestimmte Wörter werden vielleicht schwieriger sein. Genau diese Stolperwörter müssen wir aber kennenlernen und bunt machen, damit wir sie üben können."

**Lernschritte für ein nachhaltiges Lesen**
Lernschritt 1: Text mit Hilfe erlesen

Dabei werden die Schüler aufgefordert, den vorliegenden Text zunächst allein vorzulesen. Wir sollten jedoch Hilfestellung leisten, wenn es nur mit großer Mühe gelingt. So helfen ausgeschnittene Pfeile aus Pappe, die Buchstaben oder Silben eines Wortes schrittweise in Erscheinung treten zu lassen. Gelingt das „Assimilieren" der Sprachlaute oder Buchstaben bei längeren Wortstrukturen nicht, können wir diese Wörter „unisono", das heißt gemeinsam erlesen. Allerdings sollten wir vermeiden, durchgehend ein „Unisono- oder Tandemlesen" zu praktizieren. Wichtig für die erste Leseübung: Alle Wörter, die schwierig zu erlesen waren, sollten vom Schüler danach farbig markiert und mit Schrägstrichen in Silben getrennt werden. Besonders hilfreich: Die Silben abwechselnd mit zwei unterschiedlichen Farben markieren.

Lernschritt 2: Wörter überspringen

Mit einem Stift tippen die Eltern oder Förderlehrer nun auf die schwierigeren bunten Wörter, aber auch auf leichtere Wörter – ohne eine Reihenfolge dabei einzuhalten. Das Wortbild soll jetzt vom Schüler möglichst schnell erkannt und benannt werden. Es handelt sich um eine Übung, bei der die Benennungsgeschwindigkeit auf spielerische Weise gefördert wird. Die Übung sollte ungefähr drei Minuten dauern. Wird die erste Leseübung in der Regel noch als schwierig empfunden, macht das schnellere Benennen den meisten Schülern jetzt Spaß und motiviert zur abschließenden Übung.

Lernschritt: 3 Text eigenständig vorlesen

Bei dieser letzten Übung sollen die Schüler den Text nochmals völlig eigenständig und ohne Hilfe lesen. Sind die Leseprobleme bestimmter Schülern besonders stark, zögern sie aus Angst oder Unsicherheit, können wir auch ein nochmaliges Vorlesen des Textes durch die Eltern oder Förderlehrer dazwischensetzen – mit guter Betonung und deutlichen Atempausen bei Punkt und Komma. Die Schüler werden angehalten, stumm mitzulesen. Das festigt die auditive Fremdwahrnehmung und macht gleichzeitig Mut zum eigenen Lesen. Nach dem abschließenden Vorlesen der einzelnen Schüler erfolgt die gemeinsame Bewertung. Jeder Schüler darf sein Lesen zunächst selbst bewerten, erst danach bewerten es Eltern oder Förderlehrer.

Kein Schüler lehnte bisher eine Bewertung ab, im Gegenteil. In der Regel sind alle begierig darauf, Punkte zu bekommen. Es ist das Lob, die unverzichtbare Verstärkung, die für die Anstrengung honoriert und das instabile Selbstwertgefühl aufrichtet. Dabei stellte ich fest, dass sich die meisten Schüler eher streng bewerteten und sich dabei eine sachliche Einstellung den eigenen Fehlern gegenüber einstellte. Bei den vier genannten Bewertungskriterien ließen sich immer sehr gute, gute, aber auch mittlere oder schlechtere finden. Niemals waren alle schlecht und niemals sollte es am Ende eine durchweg negative Bewertung vonseiten der Eltern oder der Förderlehrer geben. Die erreichte Gesamtpunktzahl muss am Ende zufriedenstellend sein, wenn wir zum Weiterlesen motivieren wollen. Unser Credo sollte lauten: „Bist du nicht auch der Meinung, dass sich dein Lesen schon sehr gut anhört und sich das Üben dafür lohnt?"

Mit meinem Lesekonzept machte ich die Erfahrung, dass ungefähr zwei Drittel der Schüler die mehrmalig und nachhaltig geübten Lesetexte und Wörter auch Wochen später noch unproblematisch und mit hoher Benennungsgeschwindigkeit lesen konnten. Es waren diejenigen Schüler mit instabiler phonologischer Bewusstheit, die jedoch über eine relativ stabile visuelle Wahrnehmung verfügten. Ungefähr einem Drittel der Schüler gelang das wiederholte Lesen zwar besser als beim ersten Mal, aber nach wie vor nicht auf Anhieb. Sie lasen mit geringerer Benennungsgeschwindigkeit, lautierten schwierige Wortstrukturen zusammen und machten im Vergleich mehr Lesefehler. Es ging dabei um Schüler mit besonders massiven Lese- und Rechtschreibstörungen. Bei ihnen waren nicht nur phonologische Wahrnehmungsdefizite, sondern zusätzliche visuelle Defizite in der Sprachwahrnehmung und Verarbeitung diagnostiziert worden.

Das mehrmalige laute Lesen kurzer Texte bewirkt eine beginnende Automatisierung von komplexen sensorischen Prozessen. Das eigene Sprechen stabilisiert die auditive Selbstwahrnehmung und macht damit gleichzeitig die Phonologie unserer Sprache bewusster. Darüber hinaus wird beim Lesen die grammatikalische und semantische Kompetenz gestärkt. Zusätzlich werden durch das dreimalige Vor-Augen-Führen der Wörter neben den auditiven und phonologischen auch die visuellen Wahrnehmungs- und Verarbeitungskanäle nachhaltig gefestigt.

Erfahrungsgemäß werden Leseübungen in der Schule und zu Hause unterschiedlich gestaltet. Grundschüler erhalten oftmals bebilderte Arbeitsblätter mit verschiedenen Inhaltswörtern, aber ähnlichen Wortstrukturen, die sie möglichst schnell stumm erlesen und dem richtigen Bild zuordnen sollen. In der Regel versprechen sich Pädagogen davon eine Erhöhung der Benennungsgeschwindigkeit. Dabei überwiegt sowohl im Unterricht als auch im häuslichen Bereich ein „stummes" und kein lautes Lesen. Doch wie verhält es sich dabei mit der phonologischen Bewusstheit? Wie bereits erwähnt, sind bei Lesetests von Schülern mit ausschließlichen Lesestörungen keine phonologischen Zusammenhänge deutlich geworden. Ist daher ein stummes Lesen zu bevorzugen?

Zweifellos funktioniert unser Gehirn besser als ein Computer. Es besitzt unerschöpfliche und komplexe Merk- und Speicherfähigkeiten. Im Erwachsenenalter müssen wir Wörter und Sätze nicht vorher aussprechen, um beispielsweise die Laut- und Silbenabfolgen komplexer Wortstrukturen zu erkennen. Dazu verhilft uns neben anderen Gedächtnisspeichern unser „phonologisches Arbeitsgedächtnis", eine „innere Phonologie und Prosodie", mit der wir uns gedanklich auch Stimmen vorstellen können, ohne sie zu hören. Genau wie sich Musiker gedanklich Töne vorstellen und Komponisten auf rein gedanklicher Basis ihre Werke kreieren können, so haben wir eine innere Vorstellungskraft nicht nur von Wortbildern oder dem Satzbau, sondern auch von Sprachklängen, Lautabfolgen oder von der Silbentrennung. Wenn wir schreiben und lesen, wird auch unser phonologisches Arbeitsgedächtnis auf vielfältige Weise in Anspruch genommen.

Im Vergleich zum stummen Lesen sind wir jedoch beim Schreiben weitaus stärker auf unser phonologisches Arbeitsgedächtnis angewiesen. Schließlich geht es dabei um die Rekonstruktion von Wörtern mit einer genauen Silben- und Lautabfolge zusammen mit der Anwendung anderer komplexer Regeln unserer Orthografie. Das gestaltet sich beim Lesen etwas einfacher. Zwar müssen wir auch Buchstaben analysieren können, um die Wortbilder schnell zu erfassen, offensichtlich spielt dabei jedoch unser visuelles Arbeitsgedächtnis eine weitaus größere Rolle. Beim stummen Lesen müssen wir phonotaktisch überhaupt nicht genau sein. Wir können Wortendungen überlesen, Silben oder Wörter nur „überfliegen". Menschen mit durchschnittlicher Intelligenz ohne cerebrale

Beeinträchtigungen sind damit normalerweise in der Lage, den wesentlichen Inhalt von Texten zu erfassen. Das bestätigen besonders Lesemethoden, die auf ein „Schnelllesen" oder „Querlesen" ausgerichtet sind. Unsere komplexe visuelle Sprachwahrnehmung und -verarbeitung kann dieses offenbar ermöglichen. Deshalb wäre es unsinnig, Menschen mit Lese- und Rechtschreibstörungen ein durchweg lautes Lesen zu empfehlen und von einem stummen Lesen von Büchern abzuraten. Das dürfte kaum zu einem dauerhaften Lesegenuss führen.

Wer seine phonologische Bewusstheit jedoch festigen und damit nicht nur sein Lesen, sondern auch sein Schreiben verbessern möchte, sollte nicht bloß hin und wieder, sondern kontinuierlich einen kleineren Textabsatz mit ungefähr 100 Wörtern mehrfach laut lesen, wie im Vorhergehenden dargestellt. Denn es wird immer wieder deutlich, dass das laute Lesen bei bestimmten Schülern fehlerhaft ist, obwohl ihr „stummes Lesen" angeblich keine Probleme bereitet. Trotzdem scheitern manche an der „Lesegenauigkeit" und erfassen deshalb oftmals wichtige Details des Textinhalts nicht. Darauf kommt es jedoch beispielsweise bei mathematischen Textaufgaben an. Schülern, die damit Schwierigkeiten haben, rate ich, Textaufgaben generell zweimal zu lesen und dabei zu flüstern.

Die Lesefähigkeit macht uns Menschen neben anderen herausragenden Hirnleistungen zu einer besonderen Spezies. Das Lesen bereichert unser Leben und verbessert unsere Lebensqualität. Schüler und Erwachsene, die es nicht gelernt haben, leiden darunter. Sie empfinden es als anstrengend und ermüdend, weil die Schaltstellen ihres Gehirns bestimmte Nervenzellen nicht aktivieren können. Diese neurobiologischen Prozesse dauerhaft zu stabilisieren, erfordert Geduld und Ausdauer vonseiten der Betroffenen, aber auch vonseiten der Eltern und Lehrer, die nicht aufhören sollten, zum Lesen zu motivieren. Nach einem mühsamen Beginn ist es oftmals das richtige Buch zur richtigen Zeit, das den Durchbruch bringen kann.

Darüber hinaus entwickeln sich Lesen und Schreiben nicht unabhängig voneinander, sondern nur im Einklang miteinander. Am Anfang der Grundschule ist das Schreiben ein wichtiger Stabilisator für das Lesen. Im weiteren Verlauf der Schulzeit bringt das Lesen das Schreiben voran. Nur Schüler, die regelmäßig lesen, können über die visuellen Wahrnehmungskanäle ihre Orthografie langfristig stabilisieren. Die Lesenetzwerke unsers Gehirns festigen darüber hinaus den grammatikalischen Satzbau, den Wortschatz, die Semantik – unser gesamtes komplexes Sprachverständnis und unsere Sprachverarbeitung. Sprechen, Lesen, Schreiben bilden die Basis unserer zwischenmenschlichen Kommunikation und gehören zu den Eckpfeilern unserer Bildung und Kultur. Die Förderung Schwächerer sollte uns dabei ein Hauptanliegen sein.

# Was Sie aus diesem *essential* mitnehmen können

- Ein besseres Verständnis für die phonetisch-phonologisch bedingten Ursachen bei Schülern mit Lese-Rechtschreib-Störungen
- Methodische Vorschläge für eine konstruktive Anbahnung und Festigung des Lesens und Schreibens
- Anregungen, wie wir Abschreibübungen optimaler gestalten können
- Ideen zum didaktisch-methodischen Vorgehen bei Übungsdiktaten
- Empfehlungen für ein nachhaltiges Lesetraining

© Springer Fachmedien Wiesbaden 2017
R.M. Brehm, *Die Lese- und Rechtschreibstörung wirksam bekämpfen,* essentials,
DOI 10.1007/978-3-658-14709-9

# Literatur


Ayres AJ (2002) Bausteine der kindlichen Entwicklung, 3. Aufl. Springer, Berlin

Brehm R (2014) Handicap: Lesen und Schreiben? Springer, Berlin

Fox AV, Dodd BJ (1999) Der Erwerb des phonologischen Systems in der deutschen Sprache. Sprache Stimme Gehör 23:183–191

Frith U (1985) Beneath the surface of developement dyslexia. In: Patterson KE, Marshall JC, Coltheart M (Hrsg) Surface dyslexia. Erlbaum, London, S 301–330

Grimm T (2011) Neues zur Genetik der Legasthenie. LeDy Mitgliederzeitschrift des BVL 2:6–9

Hackethal R (2001) Lautgebärden sind motorische, kinästhetische und visuell deutlich wahrnehmbare Lautzeichen und bieten gute Kompensierungsmöglichkeiten. In: Schulte-Körne G (Hrsg) Legasthenie: erkennen, verstehen, fördern. Winkler, Bochum, S 337–342

Handt R, Kuhn K, Mrowka-Nienstedt K (2010) ABC der Tiere. Lesen in Silben. Die Silbenfibel. Mildenberger, Offenburg

Jahn T (2007) Phonologische Störungen bei Kindern. Forum Logopädie, 2. Aufl. Thieme, Stuttgart

Jakobson R (1969) Kindersprache, Aphasie und allgemeine Lautgesetze. Suhrkamp, Frankfurt a. M.

Landerl K, Wimmer H (1994) Phonologische Bewußtheit als Prädiktor für Lese- und Schreibfertigkeiten in der Grundschule. Zeitschrift für Pädagogische Psychologie 8:153–164

Moll K, Landerl K (2011) Lesedefizite und Rechtschreibdefizite – zwei Seiten derselben Medaille? In: Schulte-Körne G (Hrsg) Legasthenie und Dyskalkulie: Stärken erkennen – Stärken fördern. Winkler, Bochum, S 11–24

Ranschburg P (1916) Die Leseschwäche (Legasthenie) und Rechenschwäche (Arithmasthenie) der Schulkinder im Lichte des Experiments. Springer, Berlin

Romonath R (1991) Phonologische Prozesse an sprachauffälligen Kindern. Marhold, Berlin

Schnitzler CD (2008) Phonologische Bewusstheit und Schriftspracherwerb. Thieme, Stuttgart

Schulte-Körne G (2001) Lese-Rechtschreibstörung und Sprachwahrnehmung. Waxmann, Münster



© Springer Fachmedien Wiesbaden 2017

R.M. Brehm, *Die Lese- und Rechtschreibstörung wirksam bekämpfen,* essentials,

DOI 10.1007/978-3-658-14709-9

Schulte-Körne G (2002) Neurobiologie und Genetik der Lese-Rechtschreibstörung (Legasthenie). In: Schulte-Körne G (Hrsg) Legasthenie. Winkler, Bochum, S 13–42

Schulte-Körne G (2011) Vom Gen zur Schriftsprache: Neue Erkenntnisse der Neurowissenschaften zur Lese-Rechtschreibstörung (17. Kongress des BVL in Erfurt, Abstracts S 81)

Schulte-Körne G, Warnke A, Remschmidt H (2006) Zur Genetik der Lese-Rechtschreibschwäche. Zeitschrift für Kinder- und Jugendpsychiatrie und Psychotherapie 34(6):435–444

Skowronek H, Marx H (1989) Die Bielefelder Längsschnittstudie zur Früherkennung von Risiken der Lese-Rechtschreibschwäche: Theoretischer Hintergrund und erste Befunde. Heilpädagogische Forschung 15:38–49

Szagun G (2010) Sprachentwicklung beim Kind, 3. Aufl. Beltz, Weinheim

Van Riper C (1939) Speech correction, principles and methods. Prentice Hall, New York

Van Riper C, Irwin J (1994) Artikulationsstörungen. Diagnose und Behandlung, 5. Aufl. Marhold, Berlin

Weinrich M, Zehner H (2008) Phonetische und phonologische Störungen bei Kindern. Praxiswissen Logopädie, 3. Aufl. Springer, Heidelberg

# Lesen Sie hier weiter

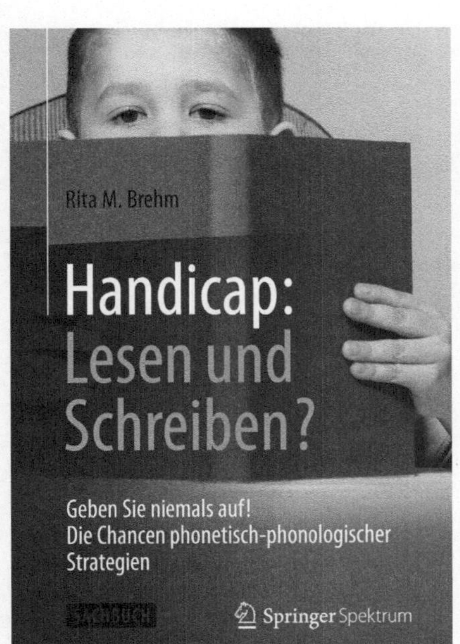

Rita Brehm

**Handicap:
Lesen und Schreiben?**
Geben Sie niemals auf!
Die Chancen phonetisch-phonologischer
Strategien

2014, XIV, 330 S., 6 Abb.
Softcover: € 19,99
ISBN: 978-3-642-55304-2

Änderungen vorbehalten.
Erhältlich im Buchhandel oder beim Verlag.

Einfach portofrei bestellen:
leserservice@springer.com
tel +49 (0)6221 345-4301
springer.com

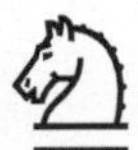 Springer Spektrum